★ 护士规范操作指南丛书 ★

重症医学科
护士规范操作指南（第二版）

主　编　王欣然　孙　红　李春燕

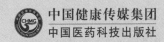

中国健康传媒集团
中国医药科技出版社

内 容 提 要

　　根据临床专科护理发展和专科护理岗位的需求，按照国家卫生健康委员会关于实施医院护士岗位管理的指导意见，特组织中华护理学会各专业委员会的委员编写"护士规范操作指南丛书"，旨在规范临床护理操作技能。本书是护士规范操作指南丛书之一。

　　本书是专门为危重症专科护士、护理教师和学生提供的一本专业用书籍，涉及目前常用危重症护理操作，并规范了操作程序和重点环节。本书图文并茂，较第一版增加了一些图片和视频，所有操作均以流程形式展现，便于读者依据流程按步骤实施。每一项操作均有难点、重点及注意事项，便于读者掌握操作精髓或制定操作考评表。本书同时可为中西医结合治疗和成人监护病房收治小儿重症患者提供帮助。

图书在版编目（CIP）数据

　　重症医学科护士规范操作指南/王欣然，孙红，李春燕主编. —2版. —北京：中国医药科技出版社，2020.6

　　（护士规范操作指南丛书）

　　ISBN 978 - 7 - 5214 - 1866 - 8

　　Ⅰ.①重… 　Ⅱ.①王… ②孙… ③李… 　Ⅲ.①险症—护理—技术操作规程 　Ⅳ.①R459.7 - 65

　　中国版本图书馆 CIP 数据核字（2020）第 097064 号

美术编辑　　陈君杞
版式设计　　诚达誉高

出版　　**中国健康传媒集团** | **中国医药科技出版社**
地址　　北京市海淀区文慧园北路甲 22 号
邮编　　100082
电话　　发行：010 - 62227427　邮购：010 - 62236938
网址　　www.cmstp.com
规格　　889×1194mm $\frac{1}{32}$
印张　　7⅝
字数　　184 千字
初版　　2016 年 4 月第 1 版
版次　　2020 年 6 月第 2 版
印次　　2023 年 3 月第 2 次印刷
印刷　　三河市百盛印装有限公司
经销　　全国各地新华书店
书号　　ISBN 978 - 7 - 5214 - 1866 - 8
定价　　**39.00 元**

获取新书信息、投稿、为图书纠错，请扫码联系我们。

《重症医学科护士规范操作指南》
（第二版）
编 委 会

主　编　王欣然　孙　红　李春燕

编　者　（以姓氏笔画为序）

万　娜	王　玲	王　硕	王　晶
王金阁	王欣然	王宫明	方　宁
尹利华	石　丽	石福霞	冯　艳
吕玉颖	乔红梅	刘　娜	刘志平
孙　红	杜桂芳	杨　林	李　晋
李　薇	李春燕	李桂云	连素娜
吴晓英	何　茵	宋长莉	沈露晖
张　维	张　琰	张　蕾	张亚铮
张芝颖	张京芬	张艳雯	张媛媛
拓丽丽	罗红波	金艳鸿	单　立
孟思璠	胡美华	赵海颖	钮　安
段颖杰	高　非	胥小芳	袁　媛
袁　翠	徐　晓	郭春蕾	郭海凌
唐　晟	野翠杰	鹿振辉	詹艳春
樊艳美			

再版前言

Foreword

　　重症医学科（intensive care unit，ICU）是对由于各种原因导致一个或多个器官与系统功能障碍，危及生命或具有潜在高危因素的患者，及时提供全面、系统、持续、严密的医学监护和救治技术，利用先进的抢救仪器设备对危重症患者进行救治的专业科室。由于重症医学科的专业特点，要求从事重症护理工作的人员必须掌握重症患者重要器官、系统功能监测和支持的理论与技能，能够为重症患者提供高质量的专业护理。《重症医学科护士规范操作指南》自2016年出版以来，在规范重症护理从业人员的重症监护操作技能方面发挥了重要作用，得到业界同仁的广泛好评。鉴于近几年重症护理技能有了新的发展，本次再版对一些护理操作规范进行了修改和完善，并增加了一些图片和视频，使之更加权威、专业、实用。

　　本书从临床和教学实际出发，严格遵循本专业的特点与临床实际需要，全面覆盖重症监护必要的技能，如人工气道的建立与撤除、血流动力学监测、氧合指标监测、神经功能监测、腹内压监测、氧疗技术、温度控制技术、下肢静脉血栓的防护、CRRT应用技术、营养支持技术、压疮预防技术、镇静镇痛技术、小儿重症和中医重症监护技术以及医护配合的操作技术等。全书共分为五章：第一章急救复苏技术，第二章重症监测技术，第三章重症支持技术，第四章卧位与转运技术，第五章辅助诊疗技术。每一项操作均着重阐述详细步骤、重点难点以及注意事项，力求紧跟监护技术的发展并贴近临床。本书取操作之精华，言简意赅、重点突出，知识新且实用性强。所有编者均为 ICU 专科护士，长期从事危重病护理、护理管理及教学工作，一直致力于危重症专科护理领域的建设与发展。所有的操作步骤均经历了临床的反复实践及推敲，所有的知识点均具备循证基础，从而保证了内容的质量和前沿性。因此，本书是一部简明、实用的专业书籍，便于指导临床具体工作，非常适合危重症专业护士、护理教师和学生使用。希望《重症医学科护士规范操作指南（第二版)》真正成为护理人员规范护理操作技能的工具书。

本书在编写过程中，承蒙重症护理领域专家的大力支持，在此表示衷心的感谢。由于作者水平和编写时间有限，书中不当之处，恳请读者指正。

首都医科大学宣武医院
王欣然
2020 年 3 月

目录

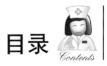

第一章

急救复苏技术

第一节　心肺复苏

心肺复苏（CPR）是针对呼吸、心跳停止的患者所采取的抢救措施，即用心脏按压或其他方法形成暂时的人工循环，恢复心脏自主搏动和血液循环，用人工呼吸代替自主呼吸，达到恢复苏醒和挽救生命的目的。

【操作标准】

1. 判断意识状态及呼吸：双手拍打患者双肩，在头部两侧大声呼唤患者。

2. 启动急救系统：呼叫他人准备用物，通知医生，记录复苏开始时间。

3. 判断患者有无颈动脉搏动，时间＜10秒。

4. 摆放复苏体位：去枕、去床档、去床头、掀被子，取仰卧位，身下垫按压板或置于硬板床，解开衣领、腰带，暴露患者胸部。

5. 胸外心脏按压

（1）站立或跪于患者右侧，两乳头连线中点为按压部位，定位后进行按压；

（2）双手掌根重叠，十指相扣，手指翘起不接触胸壁，掌根紧贴患者胸部皮肤，肘关节伸直，用身体重力垂直施加压力，使胸骨下陷 >5cm，迅速放松使胸骨自然复位，放松时手掌不能离开胸壁；

（3）胸外按压 30 次，按压频率 >100 次/分，按压与放松时间比为 1:1。

6. 清除口鼻腔内分泌物或异物，检查并取下义齿。

7. 开放气道

（1）仰头提颏法：抢救者左手小鱼际置于患者前额，用力向后压使其头部后仰，右手示指、中指置于患者下颌骨下方，将颏部向前上抬起；

（2）推举下颌法：适用于疑似颈部有损伤的患者。抢救者双肘置于患者头部两侧，双手示指、中指、无名指放置患者下颌角后方，向上或向后抬起下颌。

8. 人工呼吸：使用简易呼吸器辅助通气，连接墙壁氧源，调节氧流量 >10L/min，将面罩扣紧患者的口鼻部，用 EC 手法固定，挤压球囊进行通气 2 次，可见胸廓起伏。

9. 按压与通气比例为 30:2，进行 5 个循环。

10. 再次评估患者意识、呼吸、颈动脉搏动、瞳孔、四肢末梢循环。

11. 复苏成功后记录抢救时间，给予吸氧，进一步生命支持。

12. 撤掉按压板，取舒适体位，整理床单位，安慰患者，用物处理。

【重点及难点】

1. CPR 前期评估的顺序为：意识、循环、呼吸；5 个循环后再次评估，顺序为：循环、呼吸、意识、末梢。

2. 每次按压后，放松使胸骨完全回缩，放松时双手不要离开胸壁。

3. 医务人员每 2 分钟交换一次按压职责，尽可能减少胸外按压的中断，或尽可能将中断控制在 10 秒以内。

【注意事项】

1. 实施急救措施前需注意复苏环境是否安全。

2. 为确保有效按压，抢救者肘关节要伸直，双腿自然分开与肩平齐。

3. 简易呼吸器使用时，每次给气时间不少于 1 秒，避免过度通气。

（沈露晖）

【参考文献】

Mary FH，John MF . 2010 American Heart Association Guidelines for Cardiopulmonary Resuscitation and Emergency Cardiovascular Care ［J］. Circulation，2010，122，S640-S946.

第二节 电除颤技术

心脏电除颤（defibrillation）是指通过电能来治疗异位快速心律失常，使之转复为窦性心律的方法。最早用于消除室颤。

【操作标准】

1. 判断患者意识状态及呼吸，若无反应且没有呼吸，立即启动急救系统呼叫他人准备用物，通知医生，记录开始时间，开始心肺复苏。

2. 迅速携带除颤仪至患者床旁。

3. 打开电源开关，使用 PADDLES 导判断患者心电示波为室性粗颤或无脉室速，遵医嘱给予体外非同步除颤。

4. 解开患者衣服，左臂外展，充分暴露除颤部位，评估除颤部位皮肤有无汗渍、电极片、心脏起搏器。

5. 选择正确的能量，单相波 360J，双相波 200J。

6. 在电极板上涂抹适量导电糊，安放于患者心尖、心底位置，环形涂匀导电糊。

7. 开始充电。

8. 电极板与胸壁皮肤紧密接触，使用 7 ~ 11kg 力量下压，操作者和其他人员离开床旁。

9. 双手拇指同时按压放电按钮进行放电。

10. 除颤结束，立即行胸外按压，5 个循环后再次判断，观察心电示波及病情。

【难点及重点】

1. 心室颤动根据室颤波振幅分为粗颤型和细颤型。粗颤型波幅 >0.5mV，表示心肌收缩功能较好，对电击除颤效果好，预后相对好，应即刻电击除颤；细颤型波幅 <0.5mV，表示心肌收缩功能较差，电击除颤疗效较差，预后恶劣，最好先采用心脏按压、人工呼吸，肾上腺素心内注射等方法，使细颤型转变为粗颤型再给予电击除颤。

2. 1 次电击：2010CPR 指南提出，单次电击除颤可显著提高存活率，如果 1 次电击不能消除室颤，再进行一次电击的优势很小，立即恢复 CPR，尤其是有效的胸外按压比第二次除颤更有效。

【注意事项】

1. 心尖位于左腋中线第 5 肋间，电极板的中线与腋中线重叠。心底位于胸骨右缘第 2 ~ 3 肋间。

2. 双相波分为双相锯齿波（BTE）和双相方波（RBW）。BTE 的能量首次为 150 ~ 200J，RBW 的能量首次为 120J；第 2、3 次能量可递增或不递增。

3. 装有起搏器患者除颤时电极位置宜采用前 – 后位或前 – 侧位，避免将电极板或电极片直接放在起搏器上。

（沈露晖）

【参考文献】

Mary FH, John MF . 2010 American Heart Association Guidelines for Cardiopulmonary Resuscitation and Emergency Cardiovascular Care［J］. Circulation, 2010, 122, S640-S946.

第三节 人工气道的建立与撤除

一、口咽气道放置技术

口咽通气道（oropharyngeal airway）是经口腔放置的通气道，适用于咽喉反射不活跃的麻醉或昏迷患者，防止舌后坠造成的呼吸道梗阻（图1-3-1、图1-3-2）。

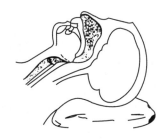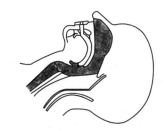

图1-3-1 置管前舌后坠，气道　　图1-3-2 置管后舌后坠明显改
　　　　　　阻塞　　　　　　　　　　　　　　　善，气道通畅

【操作步骤】

1. 患者取平卧位或侧卧位。

2. 根据患者的情况选用合适的型号。

3. 插入前应先清洁口腔内分泌物、呕吐物。

4. 具体置管方法

（1）直接放置法：将通气管的咽弯曲沿舌面顺势送至上咽部，将舌根与口咽后壁分开。

（2）反向插入法：通气管弯头向上向腭部放入口腔（可先用压舌板压住舌协助），当其内口接近口咽后壁时（已通过悬雍垂），即将其旋转180°，借患者吸气时顺势向下推送，弯曲部分下面压住舌根，弯曲部分上面抵住口咽后壁，放置于口腔中央位置（图1-3-3）。

5. 放置成功后，用胶布将口咽通气管固定于患者双侧面颊部。

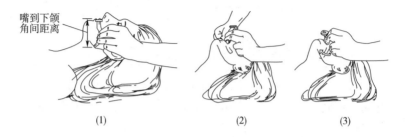

嘴到下颌角间距离

(1)　　　　　　　(2)　　　　　　　(3)

图 1 - 3 - 3　反向插入法

【难点及重点】

1. 口咽通气道的选择应注意长度大约相当于口角至下颌角的长度；口咽通气道太大，导致口咽通气道堵塞气道；口咽通气道太小，导致舌后坠不能解除，舌体堵塞气道。

2. 清醒患者采用口咽气道可引起恶心、呕吐，所以应避免将口咽通气道应用于清醒患者。

3. 对意识障碍、牙关紧闭者，用开口器将牙齿撬开，压舌板从磨牙处放入抵住舌，口咽通气管凹面向下对准咽喉部迅速置入，使前端置入舌根之后，位于上咽部，口咽通气管尾端固定在患者上下切牙外。

【注意事项】

1. 保持口腔清洁。当口腔分泌物、呕吐物、血液多时，可用吸痰管由口咽通气管两侧插入，轻轻将口咽部的分泌物吸净。

2. 妥善固定，防止脱落，出汗多或胶布被分泌物污染时，应及时更换胶布，重新固定。

3. 注意导管在口腔中的位置，避免不正确的操作将其推置下咽部而引起呼吸道梗阻。

4. 牙齿松动者，插入及更换口咽通气道前后应观察有无牙齿脱落。

5. 口腔内及上下颌骨创伤、咽部气道占位性病变、咽部异物梗阻患者禁忌使用。

6. 定时检查口咽通气道是否保持畅通。

（万　娜）

二、鼻咽气道放置技术

鼻咽通气道（nasopharyngeal airway）是经鼻腔安置的通气道，适用范围同口咽通气道，但刺激小，恶心反应轻，容易固定，气路端加粗，可防止滑入鼻腔。操纵简单、实用、有效（图1-3-4）。

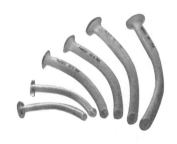

图1-3-4　鼻咽通气道

【操作步骤】

1. 插入前认真检查患者的鼻腔，确定其大小和形状、是否有鼻息肉或明显的鼻中隔偏移等。

2. 选择合适型号的鼻咽通气道，长度估计方法为：从耳垂至鼻尖的距离加上2.54cm或从鼻尖至外耳道口的距离。

3. 收缩鼻腔黏膜和表面麻醉。

4. 将鼻咽通气道的弯曲面对着硬腭放入鼻腔，随腭骨平面向下推送至硬腭部，直至鼻咽部后壁遇到阻力。

5. 在鼻咽部，鼻咽通气道必须弯曲60°~90°才能向下到达口咽部。

6. 将鼻咽通气道插入至足够深度后，如果患者咳嗽或抗拒，应将其后退1~2cm（图1-3-5）。

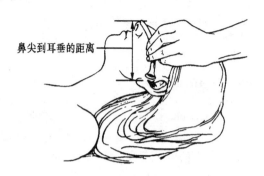

鼻尖到耳垂的距离

图 1 - 3 - 5　鼻咽通气道的选择及放置

【难点及重点】

1. 导管的插入深度要合适，不可过深或过浅。

2. 适应证：适用于插入口咽通气管而患者频频出现恶心反射，或面颊部损伤的患者。

3. 禁忌证

（1）当患者有凝血功能异常、鼻腔感染或发育异常时禁忌使用。

（2）疑有颅底骨折的患者绝对禁用鼻咽通气管，有可能插入颅腔或引起颅腔感染。

【注意事项】

1. 鼻咽通气道可产生呼吸道阻塞、鼻出血、感染、溃疡等并发症，注意并发症观察。

2. 妥善固定导管位置，防止导管滑进气道，造成胃胀气及换气不足。

（万　　娜）

三、喉罩导气管放置技术

喉罩（LMA）是一种特殊型的通气管，在其通气管的前端衔接一个用硅橡胶制成的扁长形套，其大小恰好能盖住喉头，故有喉罩通气管之称。喉罩通气管起源于英国，已被广泛应用于临床全身麻醉施行呼吸管理（图 1 - 3 - 6）。

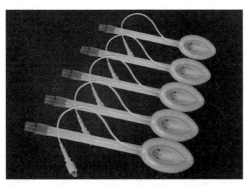

图 1 – 3 – 6　喉罩导气管

【操作步骤】

1. 常规法：头轻度后仰，操作者左手牵引下颌以展宽口腔间隙，右手持喉罩，罩口朝向下颌，沿舌正中线贴咽后壁向下置入，直至不能再推进为止（图 1 – 3 – 7）。

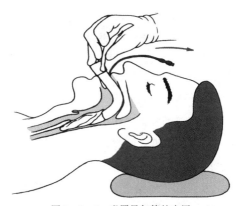

图 1 – 3 – 7　喉罩导气管的应用

2. 逆转法：先将喉罩口朝向硬腭置入口腔至咽喉底部后，轻巧旋转 180°（喉罩口对向喉头）后，再继续往下推送喉罩，直至不能再推进为止。

【难点及重点】

1. 适应证

（1）急救复苏（CPR）时置入喉罩简单、快捷、可靠。

（2）对困难插管病例在应用标准面罩呼吸囊不能维持有效通气的场合，可用 LMA 作为紧急而有效的通气管使用。

2. 禁忌证

（1）存在误吸风险的患者（如饱胃、肥胖、肠梗阻、食管裂孔病等）。

（2）小口、大舌、扁桃腺异常肿大、咽喉部存在感染的患者。

（3）呼吸系统顺应性下降、呼吸道出血的患者。

（4）长期机械通气的患者、通气压力需大于 $25cmH_2O$ 的慢性呼吸道疾病患者。

（5）不能耐受喉罩，反复、频繁发生恶心、呕吐的患者。

3. 喉罩置入的最佳位置：最佳位置是指喉罩进入咽喉腔，罩的下端进入食管上口，罩的上端紧贴会厌腹面的底部，罩内的通气口针对声门。将罩周围的套囊充气后，即可在喉头部形成闭圈，从而保证了通气效果。

4. 鉴定喉罩位置是否正确的方法

（1）利用纤维光导喉镜置入喉罩进行观察，标准是：1 级（仅看见会厌）；2 级（可见会厌和声门）；3 级（可见会厌，即部分罩口已被会厌覆盖）；4 级（看不见声门，或会厌向下折叠）。

（2）置入喉罩后施行正压通气，观察胸廓起伏的程度，听诊两侧呼吸音是否对称和清晰；听诊颈前区是否有漏气杂音。

【注意事项】

1. 喉罩插入及维持中应给予适当的镇静，避免刺激咽喉部反射而引起恶心、呕吐等不良反应。

2. 喉罩插入后，患者可保留自主呼吸，也可行正压通气，经喉罩行正压通气时，气道压应 $<20cmH_2O$ 以避免胃胀气。

3. 喉罩使用时间过长，可因咽部黏膜受压而损伤，引起咽喉疼痛等不适，需长时间通气者，可经喉罩插入气管插管，以保证通气需求。

4. 注意选择适当大小的喉罩，喉罩过小常致插入过深，造成通气不良，喉罩过大不易到位，容易漏气。

5. 喉罩不产生食管括约肌闭合的作用，相反使食管下端括约肌张力降低。因此，要时时警惕有可能突然发生胃内容物反流误吸的危险。饱胃或胃内容物残留较多的患者，禁忌使用喉罩。

（万　娜）

四、联合气管插管应用技术

食管－气管联合导管（esophageal – tracheal combitube，ETC）是一种新型的紧急人工气道导管，由双腔（食管腔、气管腔）导管、远端球囊（封闭气管或食管）及近端球囊（封闭咽腔）组成，ASA 推荐为在插管和通气都发生困难的紧急情况下快速建立人工气道，该导管的插管技术简单易学，且插管成功率高。有食管病变（如肿瘤、狭窄等）患者慎用（图 1 – 3 –8）。

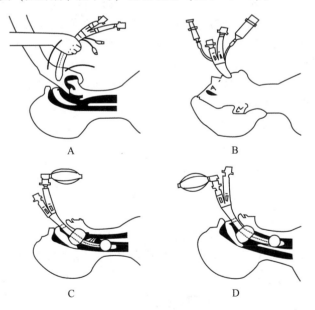

图 1 – 3 – 8　联合气管插管的应用

【操作步骤】

1. 检查导管：使用前详细检查联合导管有无损坏，大小气囊是否破损。

2. 润滑导管：插入前涂抹薄层润滑剂，也可浸水使用。

3. 患者体位和操作者位置：使患者处于后仰卧位，操作者站立于患者头侧，也可站立于患者颈部或胸部旁侧。

4. 插管：一般无需借助喉镜，直接盲插，右手持导管由口腔插入，沿咽腔的弯曲度轻柔延伸，使导管直至抵达所需深度，一般以导管后端的环形标志约位于上、下切齿之间为止，然后固定导管。

5. 充盈气囊：先用大注射器将咽部气囊充气约 100ml，充气后导管可能从患者口中稍有移出，然后用较小注射器把远端小气囊充气 10～15ml，若口腔与鼻腔仍有漏气，可将咽部大气囊增加充气，以便完全封闭。

6. 通气试验：将通气设备连接食管腔进行通气，若导管插入食管内，气体则先通过食管腔，并从食管腔侧孔进入咽腔，然后反流越过会厌进入气管内，一旦大小气囊封闭严密，可在双侧胸廓听到清晰呼吸音，而在上腹部则听不到呼吸音或只听到微弱传导性呼吸音，可继续用此导管通气；若听诊肺部无呼吸音，而上腹部听到明显呼吸音且胃部逐渐膨隆，则说明导管插入气管内，此时不需改变联合导管的位置，直接将通气装置更换到气管腔接头一端进行通气即可。

【难点及重点】

1. 适应证：呼吸、心脏停止；无意识，没有咽反射；气管导管插管失败。

2. 禁忌证：咽反射存在；有意识；服用腐蚀剂的患者；已知食道疾病或食道静脉曲张；怀疑颈椎损伤或需要颈椎制动的患者。

3. 外径较普通气管导管粗，若插入气管内会对声带产生不同程度的擦伤；内径比普通气管导管细，通气时呼吸道阻力相对较高。

4. 若插入过深，口腔内气囊充气后可能压迫会厌或直接阻塞声门口，引起通气受阻。

【注意事项】

1. 目前尚无严重并发症的报道。

2. 若应用时间过长可引起口腔黏膜损伤、咽喉疼痛及舌体麻木等，极少数可出现皮下气肿、纵隔气肿等。

3. 只用于临时性人工通气，一般不超过 3 小时。

（万　娜）

五、经口/鼻气管插管配合技术

气管插管术是指将特定的导管经口腔或鼻腔插入患者的气道内。目的主要为保持呼吸道通畅，提供通畅可靠的气道，防止反流，便于气道分泌物的吸引；同时便于通气，减少无效腔，降低气道阻力；便于给氧和人工通气（辅助或控制呼吸）。

【操作步骤】

1. 用物的准备：喉镜、气管导管、管芯、牙垫、开口器、插管钳、10ml 注射器 1 支、纱布、无菌手套、固定带、胶布、小线等。其他用物如负压吸引器、吸痰管、氧气、容易呼吸器及面罩、生理盐水、呼吸机、心电监护仪、除颤仪、抢救药品等。

2. 向患者做好解释工作。

3. 开放静脉通路，保持静脉通畅，以备插管中随时给药。

4. 取下患者义齿，清除口鼻腔分泌物。如选择经鼻插管，还须检查鼻腔有无阻塞、感染、出血，有无鼻骨骨折。患者取仰卧位，头后仰，头下垫一小枕，使口轴线、咽轴线、喉轴线成一线，便于导管插入（图 1-3-9）。

5. 选择合适型号的气管插管（一般男性患者使用 7.5 ~ 8.5mm，女性使用 7.0 ~ 8.0mm）。检查气囊是否漏气，气管插管插入金属导管芯，调好解剖弧度备用。注意管芯不能超过导管尖端（距离尖端 2~3cm），以防损伤气道黏膜（图 1-3-10）。

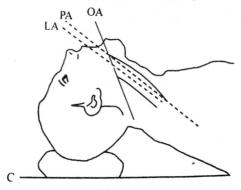

图 1-3-9 插管时体位

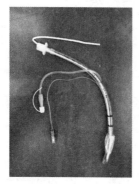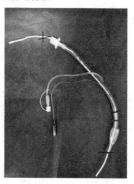

图 1-3-10 导管芯的正确放置方法

6. 必要时遵医嘱给予镇静、麻醉剂或肌松剂。

7. 预充氧：在诱导产生意识消失和麻痹状态、插管之前，允许患者持续呼吸 100% 的氧气几分钟能获得有价值的时间。这是最重要的麻醉诱导和插管的预备步骤，称为"预充氧"，其可提高患者对缺氧的耐受能力。

8. 协助医生插入导管。在插管过程中可根据医生指示采用环状软骨加压法（用示指和拇指按压环状软骨并前推），以使声门充分暴露，并可压迫食道防止胃内容物反流误吸。

9. 导管插入后判断导管位置。

10. 位置无误协助医生拔出导管内芯，用注射器给气囊充气。

11. 妥善固定导管，连接呼吸机辅助通气。

【难点及重点】

1. 气管插管操作过程中并发症的预防：

（1）机械性损伤：如动作粗暴或反复插管，可致牙齿脱落、鼻出血、上呼吸道软组织损伤、声带损伤、食道损伤、下颌关节脱位等。

（2）导管误入食道，或导管插入过深而进入一侧支气管致单侧肺通气。

（3）误吸。

（4）心律不齐：由迷走神经反射引起，如心动过速、心律失常，甚至心跳骤停。

2. 导管位置的判断：是在气道还是在食道？

（1）听诊：听诊胸部和上腹部，确定导管在气管内还是在食道内。

（2）观察：若双侧胸部膨胀一致，气管导管内有冷凝湿化气，证明导管位于气管内。

（3）$ETCO_2$ 监测：当无 $ETCO_2$ 波形或呼出气 $CO_2 < 5mmHg$，表明导管位于食道。

（4）SpO_2 监测：插管后观察 SpO_2 升高者，表明导管在气管内。

（5）胸片：是判断导管位置的金标准，导管尖端应位于隆突之上 $2\sim3cm$，气管中央位置或主动脉弓水平。

3. 导管插入深度的判断，过浅会导致导管脱出，过深会导致单侧肺通气。导管尖端应在气管的中段，距离隆突 $2\sim3cm$，一般经口插管插入深度为 $22\pm2cm$，经鼻插管为 $27\pm2cm$。

【注意事项】

1. 做好患者的心理护理，减轻患者的焦虑和不安，可使用手势、面板、写字板等加强与患者的交流与沟通。

2. 密切观察患者的意识、生命体征、血气指标、呼吸力学指标等变化，发现异常及时通知医生处理。

3. 妥善固定气管内导管，选择合适的牙垫，定时更换胶布或固定带，更换体位时避免气管导管过度牵拉、扭曲，每班交接导管置入长度（或外露长度），防止导管易位。

4. 做好人工气道管理，保持气道畅通，保证有效的气道温湿化，及时吸痰，注意观察痰液的颜色、量、性质及气味，可采用胸部物理治疗、体位引流、雾化吸入等方法促进痰液引流。

5. 定时检查气囊压力是否合适，使用气囊测压表检测气囊压力，保持气囊压力 25～30cmH$_2$O，每 4～6 小时进行气囊上滞留物的清除，以防止口咽部分分泌物及胃内容物反流后误吸，减少呼吸机相关肺炎（VAP）的发生。

6. 如病情允许，应抬高床头 30°～45°，特别是在鼻饲时，以减少误吸。

7. 应用洗必泰进行口腔护理。

8. 做好皮肤护理。定时协助患者更换体位，保持床单位干燥、整洁，预防压疮的形成。

9. 协助患者保持肢体功能位，并进行肢体功能锻炼，防止废用性肢体功能障碍及深静脉血栓的形成。

（万　娜）

六、气管插管拔除配合技术

此项技术是改变人工气道的途径。若患者呼吸功能改善、气道畅通、具有拔管指征，可去除人工气道。

【操作步骤】

1. 准备：吸痰管数根；吸氧装置及鼻导管，必要时备无创呼吸机；拔管前宜禁食，留置胃管患者应吸空胃内容物。

2. 必要时在医生指导下给予皮质激素。

3. 患者取头低脚高位或平卧位，充分清除口腔内分泌物和气囊上的滞留物。

4. 患者取坐位或半卧位，给予吸入纯氧 3～5 分钟，彻底松开气囊，轻柔而快速地拔除气管导管，为减轻与声带的摩擦，应在声门处于最大开放时抽出导管。

5. 遵医嘱给予合适的氧疗。

6. 常规禁食、水 4~6 小时，至少 2 小时内不能进食，防止在会厌反射未完全恢复的情况下造成误吸。

【难点及重点】

1. 拔管前评估

（1）患者的自主呼吸能力（表 1 - 3 - 1）；

表 1 - 3 - 1　自主呼吸试验

自主呼吸试验	
SBT 前评估	（1）有创机械通气 >24 小时； （2）试验前评估 9 条标准（原发病得到控制；氧合状况良好；血流动力学稳定；较强的自主呼吸及咳嗽能力；无高热；无明显酸中毒；血色素水平不低于 8g/dl；精神状态良好；代谢状态稳定）； （3）3 分钟试验失败标准：VT <5ml/kg，RR >35 次/分
试验方法选择	（1）T 管试验（吸痰，清除气囊上滞留物，脱开呼吸机，T 管加温加湿）； （2）低水平 CPAP（调节呼吸机模式为 CPAP，选择 5cmH_2O 压力，FiO_2 不变）； （3）低水平 PSV（调节呼吸机模式为 PSV，选择 5~7cmH_2O 压力，FiO_2 不变）；
试验持续时间	30 分钟~2 小时（不同疾病患者参考临床具体情况） COPD 2 小时；心衰 30 分钟；ARDS30 分钟；肺炎 30 分钟；年老 30 分钟； 长期带机和呼吸机萎缩患者不适用
试验过程评价	记录 15 分钟 1 次，客观准确 判断标准：7 条，达到任意一条，实验终止。 ①肺泡气体交换功能恶化；②血流动力学状态恶化；③呼吸形式恶化；④明显精神状态恶化；⑤明显的主观感觉不适；⑥明显发汗；⑦明显呼吸功能增加。SBT 后行血气分析

（2）上气道是否存在梗阻（表1-3-2）；

表1-3-2　气囊漏气试验

气囊漏气试验	
操作过程	（1）检查简易呼吸器，清除口鼻腔及气囊上滞留物 （2）将模式更换为容量控制 A/C，根据患者情况设置合理的参数 （3）将监测波形更换为容量-时间曲线 （4）将气囊完全放气，待患者稳定后，连续记录5~6次呼出潮气量的大小，取其中最小3个数的平均值 （5）计算吸-呼潮气量的差值或相差率，并据此判断气囊漏气试验是否阳性
结果评判	气囊漏气试验阳性标准（成人）：①吸-呼潮气量的差值<110ml；②（吸气潮气量-呼气潮气量）/吸气潮气量<15%

（3）气道保护机制（吞咽反射与咳嗽能力）是否已经恢复。

2. 拔管前的护理

（1）心理护理：脱机前要告知患者脱机步骤及脱机中可能产生的感觉（轻度气促等），使患者对脱机过程有思想准备，以取得患者的配合；

（2）加强营养，增强呼吸肌的活动耐力。

【注意事项】

1. 拔管后，密切观察生命体征，呼吸动度与形式、患者主诉、自主排痰情况。

2. 拔管后观察是否有不同程度的喉梗阻征象出现：喉部的异常喘鸣音，吸气性呼吸困难，呼吸及心率加快，患者唇周及甲床颜色变化；若出现呼吸窘迫、喘鸣、血气严重恶化等情况应及时再插管。

3. 拔管1小时后复查血气分析。

4. 拔管2小时后开始饮水，观察患者是否呛咳。

5. 在床旁保留有创呼吸机至少48小时。

（万　娜）

七、气管切开配合技术

气管切开术是抢救危重患者的急救手术，术后可改善各种原因引起的呼吸困难。危重患者由于意识障碍，神经系统受损，咳嗽反射减弱或消失，不能有效地清理呼吸道，造成呼吸困难、血氧分压降低，从而引起组织缺氧，加重组织损伤。因此，对于此类患者须行气管切开术，以减少上述情况的发生，促进患者康复。

【操作步骤】

1. 用物准备：气管切开包、皮肤消毒用物、气管切开套管、5ml 和 10ml 注射器各一支、凡士林纱布、无菌纱布、垫肩小枕、一次性吸痰管、负压吸引器、无菌生理盐水、简易呼吸器、肌松药物和局麻药物、气囊测压表、听诊器、氧气装置、监护仪、急救物品。根据需要备好呼吸机，使一切处于完好状态。

2. 评估患者

（1）年龄、性别、身高、病情、意识状态、合作程度；

（2）氧合及呼吸机参数设置；

（3）颈部解剖及皮肤情况。

3. 去床头床挡，去枕平卧，摆体位，头后仰，垫肩，一人在床头扶患者头部，保持下颌、喉及胸骨柄上切迹成一条直线。

4. 吸痰，清除口鼻腔及咽喉部分泌物，松解气管插管固定装置。

5. 协助操作者穿隔离衣和戴无菌手套。

6. 协助操作者消毒颈部皮肤。

7. 协助操作者打开气管切开包。

8. 协助操作者局麻。

9. 术中注意做好患者生命体征监测，如患者出现氧合明显下降等现象，及时处理。

10. 术后固定好气管切开套管，以免脱出；做好记录。

【难点及重点】

1. 固定患者头部以保持颈部稳定，同时防止气管插管脱出。

2. 监测患者生命体征，适当调节通气参数维持氧合。

3. 当手术医生分离切口至气管软骨时，解除气管插管固定，将气囊完全放气，并缓慢地将气管插管退出 4～5cm，待医生确定气管切开套管进入气道内，再将气管插管拔出。

4. 用注射器给气切套管气囊注气，并维持气囊压力。

5. 充分吸出气道分泌物，判断套管位置再固定。

【注意事项】

1. 做好患者的心理护理，减轻患者的焦虑和不安，可使用手势、面板、写字板等加强与患者的交流与沟通。

2. 妥善固定气管切开套管，防止套管脱出易位。套管固定带应松紧适宜，以能放进一指为宜。

3. 保持呼吸道通畅，适时吸痰；保证充分的温湿化，未接呼吸机的患者，可使用人工鼻保证温湿化。

4. 定时检测气囊压力，每 4～6 小时进行气囊上滞留物的清除。

5. 注意观察气管切开伤口有无出血、皮下气肿、感染等并发症。伤口敷料应保持干燥、清洁，及时更换。

6. 气管切开后 1～2 天内床边应备好气切包，在此期间如发生气管切开套管脱出，应立即报告医生进行处理，不得擅自将套管送入。

7. 根据病情鼓励患者进食，进食前抬高床头，应检查气囊充气情况，防止误吸，告知患者进食不可过急。

8. 应用洗必泰进行口腔护理。

9. 做好皮肤护理，定时协助患者更换体位，保持床单位干燥、整洁，预防褥疮的形成。

10. 协助患者保持肢体功能位，并进行肢体功能锻炼，防止废用性肢体功能障碍及深静脉血栓的形成。

（万　娜）

八、经皮扩张气管切开配合技术

近年来，愈来愈多的危重病（ICU）医生选择应用经皮穿刺扩张气管切开术（percutaneous dilational tracheostomy，PDT）来替代传统的开放性气管切开术（open tracheostomy，OT）。传统的开放性气管切开术（OT）需较大的皮肤切口，分离颈前组织和切开气管前壁等操作致损伤大，术中、术后出血，皮下气肿，气胸，切口感染，气管狭窄，心搏骤停等并发症及操作相关死亡率多；而 PDT 则为临床提供了一种相对操作简便，微创、安全，操作者可控制全过程，能迅速、有效地建立人工气道的气管切开方法。

【操作步骤】

1. 准备用物：气管切开包、皮肤消毒用物（碘伏）、经皮气切穿刺套盒、10ml 注射器一支、凡士林纱布、无菌纱布、垫肩（叠好的床单）、一次性吸痰管，负压吸引器、灭菌生理盐水、简易呼吸器、镇静药、局麻药（利多卡因）、肌松药、氧气装置、监护仪、气囊测压表、听诊器、急救物品、备好呼吸机并使之处于完好状态。

2. 评估患者：年龄、性别、身高、病情、意识状态、合作程度；氧合及呼吸机参数设置；颈部解剖及皮肤情况。

3. 去床头床挡，去枕平卧，摆体位，头后仰，垫肩，一人在床头扶患者头部，保持下颌、喉及胸骨柄上切迹成一条直线。

4. 吸痰，清除口鼻腔及咽喉部分泌物，松解气管插管固定装置。

5. 协助操作者穿隔离衣和戴无菌手套。

6. 协助操作者消毒颈部皮肤。

7. 打开气管切开包和经皮气切穿刺套盒。

8. 协助操作者局麻。

9. 给予患者最大化无菌面积覆盖后医生进行穿刺。

10. 穿刺针进入气管后，医生将针拔出，沿鞘管送入导丝，用经皮扩张钳钝性分离和扩张软组织。

11. 送入气切套管，撤出导丝。

12. 置入气切套管后，充上气囊。

13. 连接呼吸机与气切套管辅助通气，根据患者情况调节呼吸机参数。

14. 固定好气管切开套管，以免脱出；做好记录。

【难点及重点】

1. 操作中需密切监测生命体征及 SpO$_2$ 适当调节通气参数，维持氧合。

2. 保持呼吸道通畅，及时吸净口鼻腔分泌物。

3. 用注射器给气切套管气囊注气，并维持气囊压力。

4. 操作后注意伤口出血情况，有无皮下气肿及气胸发生。

【注意事项】

1. 做好患者的心理护理，减轻患者的焦虑和不安，可使用手势、面板、写字板等加强与患者的交流与沟通。

2. 妥善固定气管切开套管，防止套管脱出易位。套管固定带应松紧适宜，以能放进一指为宜。

3. 保持呼吸道通畅，适时吸痰；保证充分的温湿化，未接呼吸机的患者，可使用人工鼻保证温湿化。

4. 定时检测气囊压力，每 4～6 小时进行气囊上滞留物的清除。

5. 注意观察气管切开伤口有无出血、皮下气肿、感染等并发症。伤口敷料应保持干燥、清洁，及时更换。

6. 在气管切开后 1～2 天内床边应备好气切包，在此期间如发生气管切开套管脱出，应立即报告医生进行处理，不得擅自将套管送入。

7. 根据病情鼓励患者进食，进食前抬高床头，应检查气囊充气情况，防止误吸，告知患者进食不可过急。

8. 应用洗必泰进行口腔护理。

9. 做好皮肤护理，定时协助患者更换体，保持床单位干燥、整洁，预防褥疮的形成。

10. 协助患者保持肢体功能位，并进行肢体功能锻炼，防止废用性肢体功能障碍及深静脉血栓的形成。

（万　娜）

九、气切套管撤除配合技术

【操作步骤】

1. 准备：蝶形胶布一张，纱布，吸痰管数根，无菌手套，消毒液，棉球，镊子，鼻导管一根，吸氧装置，气管切开包。

2. 患者取头低脚高位或平卧位，充分清除口腔内分泌物和气囊上滞留物。

3. 患者取坐位或半卧位，清洁创口周围皮肤。

4. 吸入纯氧 5 分钟，增加体内氧储备。

5. 彻底松开气囊，解除固定带，戴手套，一手将套管于患者深吸气时抽出，另一手将无菌纱布覆盖于伤口处，用蝶形胶布对合创口。

6. 给患者吸氧，鼓励患者咳嗽排痰，另可采用拍背、雾化吸入等措施帮助患者排痰。

7. 创口通常可在数天后愈合，在此之前如有剧烈咳嗽，可用手按压以保护伤口。

8. 拔管后观察并记录。

【难点及重点】

1. 拔管前评

（1）患者的自主呼吸能力（自主呼吸实验）；

（2）上气道是否存在梗阻（气囊漏气实验）；

（3）气道保护机制（吞咽反射与咳嗽能力）是否已经恢复。

2. 拔管前的护理

（1）心理护理：脱机前要告知患者脱机步骤及脱机中可能产生的感觉（轻度气促等），使患者对脱机过程有思想准备，以取得患者的配合；

（2）加强营养，增强呼吸肌的活动耐力。

【注意事项】

1. 拔管后密切观察生命体征、呼吸动度与形式、患者主诉、自主排痰等情况。

2. 拔管 1 小时后测血气分析。

3. 拔管后禁食 2 小时。

4. 进食后观察患者吞咽功能，预防误吸。

5. 在床旁保留有创呼吸机至少 48 小时。

（万　娜）

【参考文献】

[1] 李春燕，刘颖青. 危重症护理必备/天使加油站专科护士必备丛书［M］. 北京：北京大学医学出版社，2012.

[2] 李春燕，刘秋云. 实用呼吸内科护理及技术［M］北京：科学出版社，2008.

[3] 王辰. 呼吸治疗教程［M］. 北京：人民卫生出版社，2010.

[4] 俞森洋. 现代机械通气的监护和临床应用［M］. 北京：中国协和医科大学出版社，2000.

[5] 蔡映云. 机械通气及临床应用［M］. 上海：上海科学技术出版社，2002.

[6] 中华医学会重症医学分会. 呼吸机相关性肺炎诊断、预防和治疗指南［J］. 中华内科杂志，2013.6（52）：524－543.

[7] 王辰. 呼吸治疗教程［M］. 北京：人民卫生出版社，2010.

[8] 刘大为. 危重病医学［M］. 北京：中国协和医科大学出版社，2000.

[9] 管军，杨兴易. 危重患者紧急人工气道的建立［J］. 中华急诊医学，2002.1，68－69.

第四节　液体复苏技术

一、中心静脉导管维护技术

中心静脉导管（central venous catheter，CVC）是指经锁骨下

静脉、颈内静脉、股静脉置管，尖端位于上腔静脉或下腔静脉的导管，可用于测量中心静脉压、大量快速静脉输液、输注高渗或强刺激性药物、血液透析等。中心静脉导管的有效维护，能够延长导管留置时间，降低感染、血栓形成、导管堵塞等并发症的发生率。

【操作步骤】

1. 核对医嘱及患者。

2. 向患者解释操作目的及方法，取得合作。

3. 评估患者中心静脉导管固定情况、敷料更换时间、导管外露刻度、穿刺点局部情况，以及导管是否通畅。

4. 洗手，戴口罩。

5. 准备并检查用物（换药包、2% 葡萄糖酸氯己定溶液或有效碘浓度不低于 0.5% 的碘伏、无菌棉签、酒精棉片、无菌手套、无菌敷料、无菌纱布、注射器、生理盐水、10U/ml 肝素盐水、医用胶带），推治疗车至患者床旁，再次核对医嘱。

6. 暴露穿刺部位，松解并去除敷料。

7. 打开换药包，戴无菌手套。

8. 垫治疗巾，用蘸有消毒剂的棉签由内向外旋转消毒穿刺点及周围皮肤 2 次，消毒面积大于 10cm×12cm 且大于敷料面积，2 次消毒之间应充分自然待干，避免吹、扇等动作。

9. 更换敷料，妥善固定。

10. 先关闭 CVC 导管夹，用无菌纱布衬垫取下原有输液接头，用蘸有消毒剂的棉签或酒精棉片用力消毒接口，待干后更换输液接头。

11. 在无菌记录胶带/医用胶带上记录更换敷料的日期及时间。

12. 输液结束时，用 10ml 生理盐水脉冲式冲洗导管，用 10U/ml 肝素盐水正压封管。

13. 再次核对。

14. 告知患者操作已完毕，整理床单位，收拾用物。

15. 洗手，记录。

【难点及重点】

1. 更换敷料时，由导管远心端向近心端去除无菌透明敷料，注意观察中心静脉导管外露刻度的变化，防止导管脱出。

2. 出现液体流速不畅，可使用 10ml 注射器抽吸回血，禁止正压推注液体。

【注意事项】

1. 首选无菌透明敷料固定导管，并根据导管种类、穿刺部位、患者具体情况、外部气候状况等选择合适的透明敷料类型。穿刺点渗血、渗液较多或局部皮肤出现皮疹、损伤、过敏时，宜选用无菌纱布敷料。

2. 无菌透明敷料至少每 7 天更换 1 次，无菌纱布敷料至少每 2 天更换 1 次；若穿刺部位发生渗液、渗血时应及时更换敷料；穿刺部位的敷料发生松动、污染等完整性受损时应立即更换。

3. 消毒剂应充分自然待干，碘伏待干时间为至少 180 秒。

4. 消毒导管接口时，应用力擦拭接口的横切面及周围，时间大于 15 秒，减少导管接口污染，从而减少管腔内细菌繁殖引起的感染。

5. 冲管和封管应使用 10ml 注射器，首选单剂量药液或预充式冲洗装置。输液完毕应用导管容积加延长管容积 2 倍的生理盐水或肝素盐水正压封管。

6. 输入化疗药物、氨基酸、脂肪乳等高渗、强刺激性药物或输血前后，应及时冲管。

7. 严格无菌操作。

（胥小芳　吴晓英　詹艳春）

二、输液泵使用技术

输液泵（infusion pump）是通过机械或电子控制装置，准确控制输液滴数或输液流速，保证药物速度均匀、药量准确且安全地进入患者体内的一种仪器，常用于需要严格控制输液量和药量的情况。输液泵误差率小，能够避免输液速度、输液量不稳定对患者的影响。

【操作步骤】

1. 核对医嘱及患者。

2. 向患者解释操作目的及方法，取得合作。

3. 评估患者的静脉输液管路及输液接头情况、皮肤穿刺点情况、过敏史。

4. 洗手，戴口罩。

5. 准备并检查用物（输注药品、一次性输液器、治疗盘）。

6. 配制药液，注明药名、剂量。

7. 连接输液器并排气。

8. 开机，输液泵自检，关机。

9. 推治疗车至患者床旁，再次核对医嘱。

10. 固定输液泵，连接电源线。

11. 安装输液管路。

12. 开机，遵医嘱设定输液速度、输液总量和（或）输液时间。

13. 消毒输液接头，待干，按"开始"键再次排气后，连接静脉输液管路，打开输液接头开关，观察输液泵运行正常。

14. 再次核对。

15. 告知患者操作已完毕，避免自行调节输液泵，出现异常情况及时通知护士。

16. 整理床单位，收拾用物。

17. 洗手，记录，观察输液泵报警及皮肤穿刺点情况，出现异常及时处理。

【难点及重点】

1. 使用输液泵过程中，如需更改输液速度，应先按停止键，重新设置后再按启动键；如需打开输液泵门，应先夹闭输液器。

2. 输液过程中注意观察患者的穿刺部位，如有液体渗漏应及时处理。输注速度缓慢时，应注意观察有无回血或导管阻塞。

【注意事项】

1. 特殊用药需有特殊标记，避光药物需使用避光输液泵管。

2. 为新生儿、儿童、孕妇输液或输注某些化疗药物时，避免使用含二（2 - 乙基己基）邻苯二甲酸酯（DEHP）的输液器。

3. 根据输液泵说明使用相应的输液器，避免使用非泵用输液器。

4. 持续使用输液泵输液时，每 24 小时更换输液器。

（胥小芳　吴晓英　詹艳春）

三、注射泵使用技术

注射泵（syringe pump）是将少量药液精确、微量、均匀、持续地泵入体内，使药物在体内能保持有效血药浓度的泵力仪器。常用于泵入液体量少、浓度高且需要精确控制药量的血管活性药物、镇静镇痛药物、利尿类药物等。

【操作步骤】

1. 核对医嘱及患者。

2. 向患者解释操作目的及方法，取得合作。

3. 评估患者静脉输液管路及皮肤穿刺点情况。

4. 洗手，戴口罩。

5. 准备并检查用物（输注药品、一次性注射器、一次性压力延长管、治疗盘）。

6. 配制药液，注明药名、浓度、剂量、速度，连接压力延长管并排气。

7. 开机，注射泵自检，关机。

8. 推治疗车至患者床旁，再次核对医嘱。

9. 固定注射泵，连接电源线，安装注射器。

10. 消毒输液接头，待干。

11. 开机，确认注射器的种类与注射泵设置相同，调节注射泵速度，按快速推注键进行第二次排气后，连接静脉输液管路，打开输液接头开关，观察注射泵运行正常。

12. 再次核对。

13. 告知患者操作已完毕，避免自行调节注射泵，出现异常情况及时通知护士。整理床单位，收拾用物。

14. 洗手，记录，观察注射泵运行及患者皮肤穿刺点情况，出现异常及时处理。

【难点及重点】

1. 更改输液速度时，先按停止键，重新设置后再按启动键。

2. 更换药液时，应先夹闭静脉输液管路并按停止键，更换完毕并复查无误后，再打开静脉输液管路并按启动键。

【注意事项】

1. 需避光的药液，应使用避光注射器抽取药液，并使用避光压力延长管。

2. 根据注射泵说明使用相应的注射器及压力延长管。

3. 持续使用注射泵时，每24小时更换注射器及压力延长管。

（胥小芳 吴晓英 詹艳春）

四、血液制品输注技术

血液制品（blood products）是指由健康人的血液或经过特异免疫的人的血浆，经分离、提纯或由重组 DNA 技术制成的血浆蛋白组分，以及血液细胞有形成分的统称。血液制品的分类包括：白蛋白类制品、免疫球蛋白类制品、凝血因子类制品。

【操作步骤】

1. 核对医嘱及患者。

2. 向患者解释操作目的及方法，取得合作。

3. 评估患者穿刺部位的皮肤及血管情况。

4. 洗手，戴口罩。

5. 准备并检查用物（一次性输血器、一次性静脉输液针、治疗盘、输液贴、止血带、小垫、检查手套、带秒针的表）。

6. 准备药液，根据医嘱将血液制品用灭菌注射用水、5% 葡萄糖溶液或生理盐水溶解或稀释，注明药名、剂量。

7. 将生理盐水连接输血器并排气。

8. 推治疗车至患者床旁，再次双人核对患者的床号、姓名，血液制品的药名、剂量、浓度、用法、时间。

9. 选择穿刺部位，消毒皮肤，开放静脉通道。

10. 消毒血液制品瓶塞，插入输血器。

11. 根据医嘱、患者病情、年龄、血液制品输注要求调节输注速度。

12. 再次核对。

13. 告知患者操作已完毕，避免自行调节输注速度，滴速改变及出现不适时及时通知护士。

14. 整理床单位，收拾用物。

15. 洗手，记录，观察患者有无不适反应，出现异常及时处理。

16. 输血完毕，用生理盐水冲管，记录。

【难点及重点】

1. 血液制品输注速度应根据医嘱、患者病情、年龄、血液制品输注要求进行调节。开始时输注速度宜缓慢，15 分钟后逐渐加快输注速度。

2. 观察患者有无不适反应，若出现寒战、高热、头痛、恶心、呕吐、抽搐、呼吸困难、皮肤瘙痒、荨麻疹、过敏性休克等输血反应，立即减慢或停止输注血制品，更换输液器，用生理盐水维持静脉通畅，通知医生，必要时做好抢救准备。

【注意事项】

1. 人纤维蛋白原、人凝血酶原复合物、凝血因子Ⅷ等血液制品，刚从冰箱中取出或冬季温度较低时，需将灭菌注射用水或 5% 葡萄糖等溶媒进行复温后，再对血液制品进行溶解，避免析出沉淀。

2. 按瓶签标示量注入溶媒后，轻轻转动至血液制品完全溶解，切忌剧烈摇动导致蛋白变性。

3. 血液制品配成溶液后应立即应用。

4. 输注血制品时应使用一次性输血器，输入不同血液制品之间应输入生理盐水进行冲管。

（胥小芳　吴晓英　詹艳春）

五、加压输血技术

输血是临床上常用的治疗手段，是大出血、失血性休克及大手术围手术前后最主要的急救措施之一。患者由于出血出现休克状态时，加压输血能够迅速补充血容量，有效改善血液循环灌注不足状态，迅速提高血红蛋白和红细胞比容，提高红细胞的携氧能力，改善机体缺氧状况。

【操作步骤】

1. 核对医嘱。

2. 向患者解释操作目的及方法，取得合作。

3. 评估患者穿刺部位的皮肤及血管情况。

4. 洗手，戴口罩。

5. 准备并检查用物（一次性输血器、一次性静脉输液针、加压输血装置、治疗盘、输液贴、止血带、小垫、检查手套）。

6. 两名护士共同进行"输血十三对"，即核对患者的门急诊/病室、床号、姓名、性别、年龄、病案号、血型、血液品种、血量、有效期、血液或血制品外观、交叉配血结果及血袋编码。

7. 准备生理盐水，连接输血器并排气。

8. 推治疗车至患者床旁，再次双人进行"输血十三对"。

9. 选择穿刺部位，消毒皮肤，开放静脉通道。

10. 消毒血袋导管，插入输血器，调节输血速度，缓慢输注血液15分钟，观察患者无不适反应。

11. 将血袋置入加压输血装置，根据输血速度要求调节加压输血装置的压力。

12. 再次核对患者的床号、姓名、血型、血液品种、血量及交叉配血结果。

13. 观察患者有无不适反应，出现异常及时处理。观察血液输注情况，及时用生理盐水进行冲管后更换血袋；观察患者的血压情况。

14. 整理床单位，收拾用物，洗手。

15. 输血完毕，用生理盐水冲管，更换一次性输液器，将交叉配血报告单贴在病历中。出现输血反应者，填写输血反应回报单并送输血科。

【难点及重点】

1. 输血速度应根据医嘱、患者病情、年龄、血液输注要求进行调节。开始时输注速度宜缓慢，最初的 15 分钟内，输血滴速不超过 20 滴/分，15 分钟后逐渐加快输注速度。

2. 常见的输血反应包括：①发热反应：寒战、高热、头痛、出汗、恶心、呕吐，严重者出现抽搐、呼吸困难、血压下降、昏迷等；②过敏反应：皮肤瘙痒、荨麻疹、支气管痉挛、血管神经性水肿、会厌水肿、咳嗽、喘鸣、呼吸困难、腹痛、腹泻、过敏性休克等；③溶血反应：沿输血静脉的红肿及疼痛、寒战、高热、呼吸困难、腰背酸痛、头痛、胸闷、休克、血红蛋白尿、溶血性黄疸、少尿、无尿、肾功能衰竭；④大量输血引起的并发症：低体温、碱中毒、暂时性低血钙、高钾血症、凝血异常。

3. 输血时及输血后，观察患者有无不适反应。若出现输血反应，立即减慢或停止输血，更换输液器，用生理盐水维持静脉通畅，通知医生，必要时做好抢救准备，保留余血，并记录。

【注意事项】

1. 全血、成分血应从输血科取出后 30 分钟内输注，尽快应用，不得自行贮存。

2. 血液中禁止随意加入其他药物。

3. 为冷库存血加温时应使用血液加温设备，避免使用微波炉、热水冲淋或非专门为血液和溶液加温而设计的装置。

4. 加压输血装置需配备压力表，可完全包住血袋，并对血液容器的各个部分均匀施加压力，压力不超过 300mmHg。

5. 加强巡视，防止血液泡沫被压入静脉。

6. 血液输完或输注两袋血液期间，需用生理盐水进行冲管。

7. 一个单位的全血输注完毕后或每隔 4 小时应更换输血器。

8. 快速输血时，推荐使用较大型号的静脉输液针（型号 14 ~ 18 号）。

（胥小芳　吴晓英　詹艳春）

【参考文献】

［1］中华人民共和国卫生部，中国人民解放军总后勤部卫生部. 临床护理实践指南［M］. 北京：人民军医出版社，2011.

［2］王建荣. 输液治疗护理实践指南与实施细则［M］. 北京：人民军医出版社，2012.

［3］钟华荪，李柳英. 静脉输液治疗护理学. 第 3 版［M］. 北京：人民军医出版社，2014.

［4］国家卫生计生委. 静脉治疗护理技术操作规范 WS/T433 - 2013［M］. 2013.

［5］中华人民共和国卫生部. 医疗机构消毒技术规范［M］. 2012.

［6］国家药典委员会. 中华人民共和国药典（2010 版）［M］. 北京：中国医药科技出版社，2010.

［7］美国静脉输液护理学会. 输液治疗实践标准［S］. 2016.

［8］中华人民共和国卫生部. 临床输血技术规范. 2000.

［9］蔡虻，高凤莉. 导管相关感染防控最佳护理实践专家共识［M］. 北京：人民卫生出版社，2018.

第二章

重症监测技术

第一节　体温监测

体温监测是指对人体内部温度进行测试、测量，从而为疾病诊治提供依据。

【操作步骤】

1. 核对医嘱及患者。

2. 评估患者的意识、合作程度、自理能力等，告知患者操作目的、方法。

3. 洗手，戴口罩。

4. 用物准备：体温计、弯盘、纱布。

5. 检查体温计外观，将体温计的水银柱甩至35℃以下。

6. 携用物至床旁，核对并解释。

7. 口腔测温（正常范围36.3~37.2℃）：口表水银端置于患者舌下部位，闭口3分钟后取出。

8. 直肠测温（正常范围36.5~37.7℃）：肛表用油剂润滑，水银端插入肛门3~4cm，3分钟后取出。

9. 腋下测温（正常范围36.0~37.0℃）：协助患者解开纽扣，并用纱布擦干腋下汗液。

10. 将体温计水银端放入患者腋窝深处并贴紧皮肤，嘱患者屈臂、夹紧 10 分钟。

11. 取出体温计，用浸有消毒液的纱布擦拭体温计。

12. 读取数据，记录。

13. 将水银柱甩至 35℃以下，放入消毒液容器中浸泡消毒。

14. 整理用物。

【难点与重点】

1. 婴幼儿，精神异常、昏迷、不合作、口鼻手术或呼吸困难者禁测口温。

2. 进食，面部做冷、热敷患者应推迟 30 分钟后测量口腔温度。

3. 腹泻、直肠或肛门手术术后、心肌梗死患者不宜用直肠测量法。

【注意事项】

1. 体温监测过程中取得患者配合，以防止测量中患者打碎体温表造成伤害，对患者造成危害。

2. 婴、幼儿，意识不清或不合作的患者测温时，护士不宜离开。

3. 体温表应定期检测：首先检查体温计外观；再将全部体温计的水银柱甩至 35℃以下，放于弯盘内；量杯内准备少量的温开水，用水温计测量水温在 40℃以下；以 10 支体温表为一个单位，于同一时间放入已监测好温度的水中，过程中不要碰壁；3 分钟后取出检视（检视时要求平视），凡误差在 0.2℃以上或玻璃管有裂痕者，不能使用；合格的体温计用纱布擦干，放入装有 75%酒精的体温表盒内备用。

（王 晶 杨 林）

【参考文献】

中华人民共和国卫生部，中国人民解放军总后勤部卫生部 . 临床护理实践指南 ［M］. 北京：人民军医出版社，2011.

第二节 心电监测

心电监测是对危重患者进行动态的、持续的心电图观察，及时发现致命的心律失常，提高危重患者的抢救成功率。

【操作步骤】

1. 核对医嘱及患者。

2. 评估患者的病情、意识状态、合作程度、胸部皮肤情况、周围环境、光照情况及有无电磁波干扰。

3. 向患者解释操作目的及方法，取得合作，指导患者配合。

4. 洗手，戴口罩。

5. 准备用物：心电监测仪、电极片、电极导线、护理记录单。

6. 携用物至床旁，核对并解释。

7. 根据患者病情，协助患者取平卧位或半卧位。

8. 将电极片连接于导联线上，按照监测仪标识要求贴于患者胸部。

9. 位置正确，避开伤口，必要时清洁局部皮肤，保证电极与皮肤表面接触良好。

10. 选择导联，根据病情设置相应合理的报警界限。

11. 密切观察心电图波形，做好记录，有病情变化及时通知医生。

12. 注意观察患者粘贴电极片处的皮肤，定时更换电极片和粘贴位置。

13. 告知患者不要自行移动或摘除电极。

14. 停机时，向患者说明，取下电极片，关机，断开电源。

15. 观察并清洁局部皮肤，协助患者穿衣。

16. 整理用物，按医疗废弃物分类处理用物。

17. 洗手，记录。

【难点与重点】

1. 电极片位置正确：RA 在右锁骨下，靠近右肩；LA 在左锁骨下，靠近左肩；RL 在右下腹上，LL 在左下腹上；V 导在胸前，其位置取决于临床要求的导联选择情况。

2. 观察心电图波形，及时识别和处理心律失常。

【注意事项】

1. 密切观察心电图波形，及时处理干扰和电极脱落。

2. 正确设定报警界限，不能关闭报警声音。

3. 对躁动患者，做好约束，固定好电极片和导线，避免电极脱落以及导线打折、缠绕。

4. 对于拟安装永久起搏器的患者，RA、LA 电极片粘贴部位需避开起搏器植入部位，以免因粘贴电极片导致皮肤过敏。

5. 电极片粘贴部位注意避开电除颤的位置。

（王宫明　杨　林）

【参考文献】

中华人民共和国卫生部，中国人民解放军总后勤部卫生部．临床护理实践指南［M］．北京：人民军医出版社，2011.

第三节　十二导联心电图采集技术

心电图是将一组电极置于体表，以反映引起心脏收缩的电活动并将其记录下来的图形，是诊断冠心病、心律失常等心内科常见疾病的重要手段。

【操作步骤】

1. 核对医嘱及患者。

2. 向患者解释操作目的及方法，取得合作。

3. 评估患者胸部皮肤状况。

4. 洗手，戴口罩。

5. 准备心电图机、酒精棉球，推心电图机至患者床旁，再次核对医嘱。

6. 为患者摆平卧体位，解开衣扣，酒精棉球擦拭肢体导联金属探头接触部位的皮肤。

7. 患者取仰卧位，双手放身体两侧，放松，平静呼吸，制动不语。

8. 根据病情放置相应胸前导联、肢体导联。

9. 再次嘱患者放松，平静呼吸，待基线平稳后按下走纸按钮。

10. 在心电图记录纸上，注明床号、姓名、采集图形时患者状况，如入院即刻、术后即刻、术后××小时、胸闷或胸痛时。

11. 告知患者操作已完毕，整理衣物及床单位，为患者保暖，收拾用物，心电图机导联线分类缠绕妥善收纳放置。

12. 再次核对。

13. 洗手，记录。

【难点及重点】

牢记心肌梗死患者不同的梗死部位相对应导联，对下壁、后壁、侧壁心肌梗死患者做心电图时不要漏做相对应导联心电图。

【注意事项】

1. 放置胸前导联时向患者解释，取得患者的配合。

2. 对于心肌梗死的患者做心电图时，应准确标记胸前导联位置，并固定标记位置，避免因移位导致人为操作差异。

3. 对于不配合操作的患者要耐心宣教，对于皮肤干燥、皮下脂肪少的患者要准确固定胸前导联，以免滑脱。

（单　立　杨　林）

【参考文献】

成守珍. ICU 临床护理指引［M］. 北京：人民军医出版社，2013.

第四节　血流动力学监测

一、有创动脉压监测

血压（blood pressure）是指血管内流动的血液对单位面积血管壁的侧压力，即压强。一般所说的血压是指体循环的动脉血压。血压测量有两种方法，即有创血压监测和无创血压监测。有创动脉压监测是将特制导管经穿刺周围动脉送入，导管末端经换能器外接监护仪，自动显示血压数值。此法需要专用设备，技术要求较高且有一定的创伤，故仅适用于某些特殊情况。

【操作步骤】

1. 双人核对医嘱。

2. 向患者解释操作目的及方法，取得合作，评估患者动脉测压管及测压动脉的情况。

3. 洗手，戴口罩。

4. 准备物品：监测模块、传感导线、压力套装、加压袋、0.9%生理盐水（或肝素盐水）、治疗盘、记录单，将0.9%的袋装生理盐水与压力套装连接，各接头连接紧密，将0.9%生理盐水（或肝素盐水）装入压力袋中，压力调至300mmHg，排气方法正确，保障管路内无气泡。

5. 推治疗车至患者床旁，再次核对患者及医嘱。

6. 在监护仪上安装监测模块及传感导线，设定标名为"ABP"，设定最适标尺。

7. 无菌操作连接压力套装与桡动脉穿刺套管。

8. 检查导管通畅，冲洗管腔，确认波形。

9. 将患者置于平卧位，压力传感器位于在腋中线第四肋间。

10. 压力传感器与大气相通后校对零点，将测压腔与压力传感器相通，观察波形并读数。

11. 告知患者注意事项：不可自行调整、翻身避免牵拉。

12. 整理床单位，将患者置于舒适体位。

13. 整理用物，洗手，记录，医嘱签字。

【难点及重点】

1. 此法属创伤性检查，需用专用设备，技术要求较高，故仅用于危重和手术患者。

2. 精准的压力记录依赖于正确的标准和消除传感器内的空气。

3. 听诊血压与有创血压之间存在偏差，有创血压也许是收缩压最准确的测量结果。

4. 如果使用桡动脉置管则需经常关注手部的灌注情况。

5. 如传感器显示低血压时，应听诊无创动脉压，千万不要随便推测低血压是由于动脉导线连接不当引起，除非可以由其他方法测得较高的血压。

【注意事项】

1. 患者体位改变时，应重新调试零点，传感器的高度应平右心房。

2. 经测压管抽取动脉血后，应立即用肝素盐水进行快速冲洗，保持加压袋压力在 300mmHg。

3. 常规每班校对零点，对监测数据、波形有异议时随时校对零点。

4. 在校对零点、取血等操作过程中严防气体进入动脉。

5. 拔除气管插管后动脉血气稳定时应拔除动脉置管，动脉置管不应该因为方便抽取血样而被保留。

（杜桂芳）

二、无创血压监测

无创血压监测的优点是无创伤、简便易行、不需要特殊设备和适用于任何患者，但因易受周围动脉收缩及其他因素的影响，测得的血压数值常有变化，在检查时应注意规范操作。

【操作步骤】

1. 双人核对医嘱。

2. 向患者解释操作目的及方法，取得合作。

3. 评估患者 30 分钟之内有无热敷、沐浴、活动、情绪波动等；测量肢体有无偏瘫、功能障碍，测量部位皮肤有无损伤等。

4. 洗手，戴口罩。

5. 准备并检查用物（血压计、听诊器、记录单）。

6. 推治疗车至患者床旁，再次核对患者及医嘱。

7. 协助患者取仰卧位或坐位，被测肢体的肱动脉、心脏和血压计零点处于同一水平位置；暴露被测上肢（肢体活动障碍者测量健侧肢体）、伸开并外展45°。

8. 打开血压计开关，驱尽袖带内空气，正确捆绑袖带于测量部位（袖带下缘应距肘窝横纹上2～3cm，袖带松紧度以能放入一指为宜），听诊器置于肱动脉搏动处。

9. 匀速缓慢向袖带内充气至肱动脉搏动消失后，血压计汞柱再升高约20～30mmHg。

10. 匀速缓慢放气，注视汞柱下降所指刻度，下降速度以2～4mm/s为宜，心率缓慢者下降速度应慢，准确读数。

11. 血压检测完毕，将袖带排气，卷好袖带并平整地放入血压计中，然后使玻璃管中汞柱完全进入水银槽后，关闭汞柱开关和血压计。

12. 告知患者操作已完毕，协助患者取舒适卧位，整理床单位，收拾用物。

13. 洗手，记录，签字。

【难点及重点】

1. 此法易受多种因素尤其是周围动脉舒缩变化的影响。

2. 某些情况（如多发性大动脉炎等）应对照检查双上肢血压；主动脉缩窄时应测下肢血压。

3. 流行病学研究证实，健康人的血压因性别、种族、职业、生理情况和环境条件的不同而稍有差异，因此不能轻率地根据一次测量血压的结果判断其正常与否，应该根据不同的场合下多次血压测量的结果加以判断。

【注意事项】

1. 血压可随环境、情绪等影响而有较大波动，因此连续观察血压波动范围、变化趋势才有较大临床意义，测量血压要做到四定：定时间、定部位、定血压计、定体位。

2. 重复测量血压时应将袖带完全放气2～3分钟后再测，这样可避免"听音间隙"所导致的误差。

3. 血压计袖带的宽度一般为 12～14cm，袖带长度约为被测肢体周径的 60%～100%，袖带不适合会导致血压读数偏差。

4. 偏瘫患者应选择健侧上臂测量。

（杜桂芳）

三、中心静脉压监测

中心静脉压是上下腔静脉或右心房的压力。它可反映整个机体静脉血的回流情况，是判断血容量、右心功能和外周血管阻力的重要标志。

【操作步骤】

1. 双人核对医嘱。

2. 向患者解释操作目的及方法，取得合作，评估患者中心静脉导管外露刻度、穿刺点情况。

3. 洗手，戴口罩。

4. 准备物品：监测模块、传感导线、压力套装、加压袋、0.9% 盐水（或肝素盐水）、治疗盘、记录单，将 0.9% 的袋装生理盐水与压力套装连接，各接头连接紧密，将 0.9% 盐水（或肝素盐水）装入压力袋中，压力调至 300mmHg，排气方法正确，保障管路内无气泡。

5. 推治疗车至患者床旁，再次核对患者及医嘱。

6. 安装监测模块，连接导线，设定标名为"CVP"，设定最适标尺。

7. 无菌操作连接压力套装与中心静脉导管主腔。

8. 检查导管通畅，冲洗管腔，确认波形。

9. 将患者置于平卧位。压力传感器位于腋中线第四肋间隙。

10. 嘱患者平静呼吸。

11. 压力传感器与大气相通后校对零点。

12. 将测压腔与压力传感器相通，观察波形并读数。

13. 告知患者操作已完毕，整理床单位，将患者置于舒适体位。

14. 告知患者注意事项：不可自行调整，翻身时避免牵拉等。

15. 整理用物，洗手，记录，医嘱签字。

【难点及重点】

1. 监测中心静脉压不能孤立地观察其变化，必须结合动脉血压、脉搏、毛细血管充盈度、尿量及临床征象进行综合分析。

2. 中心静脉压受腹腔内压和胸腔内压影响，有时并不能正确反映前负荷状态。

3. 根据患者病情定时监测中心静脉压，不同病情的患者可有不同的中心静脉压值。

【注意事项】

1. 患者躁动、咳嗽、呕吐或用力时，均可影响检测数值，应在患者安静 10～15 分钟后进行测压。

2. 测压前应校对零点，保持换能器与右心房在同一水平；测压时应排尽测压管内的气泡，防止气栓。

3. 如有需要可利用测压管路输液，但不能输入血管活性药物，防止测压时药物输入速度变化引起病情变化。

（杜桂芳）

四、肺动脉压监测

肺动脉压（PAP）是指在肺动脉主干测得的压力。它是临床血流动力学常用的监测指标，通过放置 Swan-Ganz 导管获得。

【操作步骤】

1. 双人核对医嘱。

2. 向患者解释操作目的及方法，取得合作。

3. 评估患者 Swan-Ganz 导管外露刻度、穿刺点情况。

4. 洗手，戴口罩。

5. 准备物品：监测模块、传感导线、压力套装、加压袋、0.9% 生理盐水（或肝素盐水）、治疗盘、记录单，连接 0.9% 生理盐水（或肝素盐水）与压力套装，各接头连接紧密，将 0.9% 生理盐水（或肝素盐水）装入压力袋中，压力调至 300mmHg，排气方法正确，保障管路内无气泡。

6. 推治疗车至患者床旁，再次核对患者及医嘱。

7. 安装监测模块，连接导线，设定标名为"PAP"，设定最适标尺。

8. 无菌操作连接压力套装与 Swan – Ganz 导管 PA 远端腔。

9. 检查 Swan – Ganz 导管通畅，冲洗管腔，确认肺动脉压波形。

10. 将患者置于平卧位，压力传感器位于腋中线第四肋间隙。

11. 压力传感器与大气相通后校对零点。

12. 将测压腔与压力传感器相通，观察波形并读数。

13. 告知患者操作已完毕，整理床单位，将患者置于舒适体位。

14. 告知患者注意事项：不可自行调整、翻身时避免牵拉。

15. 整理用物，洗手，记录，医嘱签字。

【难点及重点】

1. 肺动脉穿孔是非常严重的并发症，可发生于导管置入期间、手术期间或 ICU 中的任何时间，Swan – Ganz 导管充气时间不能超过两个呼吸周期，以防肺动脉损伤。

2. 对于肺动脉高压患者不能进行气囊充气。

3. 与导管相关的并发症包括：心律失常、气胸、气体栓塞、右心房或心室穿孔、导管打结、感染、瓣膜损伤、肺梗死、静脉栓塞形成等。

【注意事项】

1. 严格执行无菌操作，预防感染。

2. 妥善固定 Swan – Ganz 导管，防止移位或脱出，当波形改变时，应及时报告医生调整位置。

3. 及时纠正影响测压结果的因素，如躁动、咳嗽、呕吐、抽搐等，应在患者休息 10 分钟后再进行测量；及时了解影响压力测定的因素，观察有无相关并发症的发生。

（杜桂芳）

五、脉波指示剂连续心排血量监测（Picco）

Picco 技术在血流动力学监测方面从压力监测发展为容量监测，减少了干扰容量判断的因素同时还能监测肺水情况。Picco 导管不经过心脏，创伤更小，并发症少，获得的心脏前负荷指标更可靠，且该技术很少受呼吸的影响，临床应用更为稳定。

【操作步骤】

1. 双人核对医嘱。

2. 向患者解释操作目的及方法，取得合作。

3. 评估患者上腔静脉穿刺针和股动脉穿刺针外露刻度及穿刺处皮肤情况。

4. 洗手，戴口罩。

5. 准备并检查用物有效期：Picco 监测仪、压力监测传感器、温度监测传感器、测温三向管及连接导线、三通、20ml 注射器、治疗盘、0.9% 冰盐水 100ml（<8℃）。

6. 推治疗车至患者床旁，再次核对医嘱。

7. 打开 Picco 监测仪，输入患者基本信息，如姓名、身高、体重等，连接压力监测传感器、温度传感器导线。

8. 将测温三向管用三通与上腔静脉穿刺管连接，三向管连接导线与监测仪连接。

9. 将患者置于平卧位，压力传感器位于腋中线第四肋间隙；压力传感器与大气相通后调零点；校对零点后将压力传感器测压腔与股动脉测压管相通。

10. 根据监护仪提示，将 15ml 冰盐水（<8℃）从测温三向管处快速推入上腔静脉，观察波形并读取监测数据；同上进行三次操作，取平均值。

11. 告知患者操作已完毕，整理床单位，将患者置于舒适体位。

12. 告知患者注意事项：不可自行调整、翻身时避免牵拉。

13. 整理用物，洗手，记录，医嘱签字。

【难点及重点】

1. Picco 导管为股动脉置管，严格无菌操作，预防导管相关性感染，如有可能尽早拔除，拔除时应在腹股沟上方给予加压止血。

2. 测温三向管用三通与上腔静脉独立连接，三向管远端禁止输入各种液体，避免测量数据出现误差。

【注意事项】

1. 每次操作者应固定一人，以减少操作的误差。

2. 因操作需要，所以应提前准备 <8℃ 的 0.9% 生理盐水。

3. 妥善固定上腔静脉及股动脉插管，避免脱出。

（杜桂芳）

【参考文献】

[1] 欧阳钦. 临床诊断学 [M]. 北京：人民卫生出版社，2010.

[2] 中华人民共和国卫生部，中国人民解放军总后勤部卫生部. 临床护理实践指南 [M]. 北京：人民军医出版社，2011.

[3] 高长青主译. 成人心脏外科围手术期处理手册 [M]. 北京：科学出版社，2012.

[4] 徐丽华，钱培芬. 重症护理学 [M]. 北京：人民卫生出版社，2008.

第五节　氧合指标监测

一、脉搏血氧饱和度监测

脉搏血氧饱和度监测（oxyhemoglobin saturation by pulse oximetry，SpO_2）是指由脉搏血氧饱和度仪连续及非侵袭的测量血液中血氧的浓度，即红细胞与氧结合达到饱和程度的百分数。

【操作步骤】

1. 核对医嘱及患者。

2. 向患者解释操作目的及方法，取得合作。

3. 评估患者目前意识状态、吸氧状态、指（趾）循环、皮肤完整性及肢体活动情况。

4. 洗手，戴口罩。

5. 准备脉搏血氧饱和度监测仪及配套监测用传感器。

6. 携带物品至患者床旁，连接电源，开机自检。再次核对医嘱。

7. 协助患者取舒适卧位。

8. 选择监测部位，皮肤完整无破损，末梢循环良好，指甲无病变并且未涂抹指甲油。

9. 清洁患者局部皮肤及指（趾）甲。

10. 确认监测仪传感器性能良好（将探头夹在自己手指上，确认正常数值为 96%～98%）。

11. 正确安放传感器于患者手指、足趾处，指夹完全夹住指（趾）末端，感应光源应位于指（趾）甲床上方，保证接触良好，松紧度适宜。

12. 读取监测数值，根据患者病情调整报警上下限。

13. 再次核对。

14. 告知患者相关注意事项，整理床单位，收拾用物。

15. 洗手，记录并分析数值变化趋势。

【难点及重点】

1. SpO_2 监测报警低限设置为 90%，发现异常及时通知医生。

2. 注意休克、体温过低、低血压或使用血管收缩药、贫血、偏瘫、指甲过长、同侧肢体测血压、周围环境光照过强、电磁干扰及涂抹指甲油等对测量结果的影响。

3. 注意应随时观察局部皮肤情况，并及时更换传感器的位置，以免皮肤受损或血液循环受阻。

4. 怀疑 CO 中毒的患者不宜选用脉搏血氧监测仪。

【注意事项】

1. 避免在监测仪附近使用手机，以免干扰监测波形。

2. 监测时避免监测部位剧烈活动。

3. 脉搏血氧仪的传感器不适于接触黏性胶带，此情况可导致测量数据错误或误认为被测皮肤有水疱。

（金艳鸿）

二、呼气末二氧化碳分压监测

呼气末二氧化碳浓度或分压（end－tidal carbon dioxide pressure，$ETCO_2$）的监测可反映肺通气，还可反映肺血流，在无明显心肺疾患且 V/Q 比值正常时，$ETCO_2$ 可反映 $PaCO_2$（动脉血二氧化碳分压），正常 $ETCO_2$ 为 5%，相当于 5kPa（38mmHg）。

呼气末二氧化碳模块主要分为两大类：第一类为主流 CO_2 模块，也就是模块直接串联进入麻醉机或者呼吸机的管路中，被测气体直接通过模块的内腔，模块采集到相应数据并通过电缆传输到监护仪主机进行显示；第二类为旁流 CO_2 模块，旁流模块采用气体采样泵和特定气体采样管路从被测气体来源（人体鼻腔或者麻醉机的管道）中吸取极少量的气体到模块上来进行测量，测量得到的数据通过串口传输给监护仪主机。根据模块安装的位置，旁流模块又细分为内置式呼气末 CO_2 模块和外挂式呼气末 CO_2 模块，内置式模块装在监护仪内部；而外挂式模块则存在独立外壳，通过电缆与监护仪主机相连，不用改动监护仪内部的结构。

【操作步骤】

1. 核对医嘱及患者。

2. 向患者解释操作目的及方法，取得合作。

3. 评估患者目前意识状态，呼吸机参数，气管插管的型号、深度。

4. 准备呼气末二氧化碳分压监测用模块及配套监测用传感器。

5. 洗手，戴口罩。

6. 携带物品到患者床旁，再次核对医嘱。

7. 协助患者取舒适卧位，检查患者气管插管、呼吸机管路。

8. 正确安装模块及传感器：气管导管与呼吸机螺纹管之间连接 CO_2 适配器，将 CO_2 检测传感器嵌入 CO_2 适配器卡槽，传感器数据线连接监测仪主机。

9. 校正：校正 CO_2 传感器。

10. 检测过程：被测气体直接通过模块的内腔，从而连续无创地监测 $ETCO_2$，该方法简单、实用。

11. 读取监测数值，根据患者病情调整报警上下限。

12. 再次核对

13. 告知患者相关注意事项，整理床单位，收拾用物。

14. 洗手，记录并分析数值变化趋势。

【难点及重点】

1. 正常生理情况下，由于二氧化碳（CO_2）的弥散能力强，肺毛细血管中的 CO_2 能迅速透过肺毛细血管膜进入肺泡并达到平衡，是呼吸周期中测定的 CO_2 最高值，可代表肺泡气的 $PaCO_2$，因此肺泡气的 $PaCO_2$ 和 $ETCO_2$ 很接近，两者存在很好的相关性，故监测 $ETCO_2$ 可以反映 $PaCO_2$ 的变化。

2. 在呼吸过程中将测得的二氧化碳浓度与相应时间对应描图，即可得到二氧化碳曲线，标准曲线分为四部分，分别为上升支、肺泡平台、下降支、基线，肺泡平台峰值代表呼气末二氧化碳浓度。

【注意事项】

1. 麻醉时使用呼吸机，根据 $ETCO_2$ 测量来调节通气量，保持 $ETCO_2$ 接近术前水平。

2. 监测其波形还可确定气管导管是否在气道内。

3. 对于正在进行机械通气者，如发生了漏气、导管扭曲、气管阻塞等故障，可立即出现 $ETCO_2$ 数字及形态改变并报警，利于及时发现和处理故障。连续监测 $ETCO_2$ 对安全撤离机械通气，提供了依据。

4. 恶性高热、体温升高、静注大量 $NaHCO_3$ 等可使 CO_2 产量增加，$ETCO_2$ 增高，波幅变大。

5. 休克、心跳骤停及肺空气栓塞或血栓梗死时，肺血流减少可使 CO_2 曲线迅速下降至零。

6. $ETCO_2$ 也有助于判断心肺复苏的有效性。

7. $ETCO_2$ 过低需排除过度通气等因素。

8. $ETCO_2$ 目前最常用的方法是红外线吸收光谱技术，是基于红外光通过检测气样时，其吸收率与二氧化碳浓度相关的原理，在监测过程中要注意传感器的清洁，防止管路内冷凝水及痰液的影响，减少监测误差。

9. 在监测过程中，如出现与临床实际病情不相符的数据误差时，可考虑重新校正传感器，参考校正后的监测数据。

10. 使用呼吸机及麻醉时，当患者恢复自主呼吸，易与呼吸机发生对抗，表现为 CO_2 曲线的规律中断。如仍在麻醉过程中，应考虑使用肌肉松弛剂等。

（金艳鸿）

三、动脉血气分析

动脉血气分析（arterial blood gas analysis）系指应用血气分析仪测定动脉血液的 PH、PCO_2 和 PO_2 值，并计算出 $HCO-3$（AB）、SB、BB、BE、TCO_2 等相关参数，对于判断危重患者的呼吸功能和酸碱失衡类型、指导治疗和判断预后均有重要作用。

【操作步骤】

1. 核对医嘱及患者。

2. 向患者解释操作目的及方法，取得合作。

3. 评估患者神志、吸氧情况、穿刺点部位的皮肤及动脉搏动情况，半小时内有无运动、洗澡，评估体温及有无凝血功能障碍。

4. 洗手，戴口罩。

5. 检查用物有效期，推车至病房，核对床号、姓名、床头卡、腕带。

6. 协助患者取适当体位（桡动脉穿刺，患者手心向上、手腕伸直；股动脉穿刺，患者仰卧、下肢伸直并略外展外旋），暴露采血部位。

7. 合理选择穿刺点：取动脉搏动最强处的上方。

8. 穿刺部位肢体下垫治疗巾。

9. 碘制剂消毒穿刺处皮肤并待干。

10. 取血气针备用，过程无污染，放置于治疗盘内。

11. 再次消毒穿刺点。

12. 非持针手小手指和无名指夹无菌棉签，碘制剂消毒非持针手示指及中指至第二关节处并待干。

13. 再次核对患者。

14. 再次消毒非持针手后，触摸穿刺部位动脉的搏动，另一手持针。

15. 在触到动脉搏动最强处进针，并注意调控针的角度。

16. 穿刺见回血后，待血流至 1～1.6ml 后拔针，取血结束后用棉签沿动脉走向纵行覆盖并按压穿刺点 5～10 分钟。

17. 检查血气针中有无混入气泡。

18. 将血气针针尖插入胶塞中或安装专用凝胶针帽并排尽空气。

19. 按压穿刺点 5～10 分钟以上，穿刺点出血，按压并重新计时。

20. 标本轻搓 5～15 秒、再次核对，粘贴标签及时送检。

21. 整理床单位，洗手记录。

【难点及重点】

1. 采血量不宜过多，若血量过多则抗凝不足，将影响检验的准确性。

2. 采血后需立即排空气泡，再将针尖刺入橡皮塞封闭针孔或安装专用凝胶针帽，以免接触空气造成检验结果失真，与空气接触后可使 PO_2 升高，PCO_2 降低。

3. 标本放置时间：宜在 30 分钟之内检测。否则，会因为全血中有活性的 RBC 代谢，不断地消耗 O_2，并产生 CO_2，而影响结果的准确性。如 30 分钟内不能检测，应将标本置于冰水中保存，最多不超过 2 小时。

4. 标本送检时需附上患者实时的体温、吸氧浓度或吸氧流量（L／min）及最近的血红蛋白量等参数。

【注意事项】

1. 协助患者取适当体位：桡动脉穿刺时患者手心向上、手腕伸直；股动脉穿刺时患者取仰卧、下肢伸直并略外展、外旋。

2. 在触到动脉搏动最强处的上方进针，并注意调控针的角度（桡动脉进针角度为 45°、足背动脉进针角度为 15°、股动脉进针角度为 90°）。

3. 取血结束后用棉签沿动脉走向纵行覆盖并按压穿刺点。

4. 按压穿刺点 5~10 分钟以上，有凝血功能障碍者应根据具体情况适当延长按压时间，如穿刺点出血，应重新按压并重新计时。

5. 严格无菌操作。

6. 使用前将血气针针栓推至 0 刻度，抽拉到最大刻度，再推至相应刻度处备用，可使抗凝剂充满管壁。

7. 使用能够自充盈的预设式血气针：在预设采血量后，能够在穿刺动脉后使血液自动进入管壁内，不做人工的抽拉动作，避免气泡的产生。

（金艳鸿）

四、胃肠黏膜 pH 监测

胃肠黏膜 pH（intramucosl pH）的监测是近年发展起来的一种新的灵敏且可靠地评价肠道黏膜并提示内脏血流灌注与氧合状态的监测手段。它直接与危重患者、严重创伤患者及重大手术患者的治疗及康复过程有关，在评价肠骸膜屏障功能、预测危重患者的预后、指导临床治疗等方面已显现出重要的临床意义。

【操作步骤】

1. 核对医嘱及患者。

2. 向患者解释操作目的及方法，取得合作。

3. 评估患者病情、循环等情况。

4. 洗手，戴口罩。

5. 准备并检查用物有效期（专用的胃黏膜 pHi 测压管等），推治疗车至患者床旁，再次核对医嘱。

6. 用生理盐水将测压管水囊内的气体完全排出，再将生理盐水抽空，以三通开关锁闭水囊。

7. 采用常规经鼻插胃管法插入测压管至胃腔，并经 X 线确认测压管水囊在胃内，用胶布妥善固定。

8. 经三通开关向囊内注入 4ml 生理盐水。

9. 30 ~ 90 分钟后（平衡时间应不少于 30 分钟）抽出囊内生理盐水，前 1.5ml 弃掉，保留后 2.5ml 立即做血气检测。

10. 同时抽取动脉血气分析。

11. 再次核对。

12. 告知患者操作已完毕，整理床单位，收拾用物。

13. 洗手，记录。

14. 读取结果，将各检测结果带入公式计算，记录并分析数值变化趋势。

【难点及重点】

1. 测得胃肠腔内液体的 PCO_2 和动脉血 $[HCO_3^-]$ 的浓度，利用修改的 Henderson – Hasselebalch 公式计算出 PH：

$$pH = 6.1 + \log_{10}[HCO_3\, lart] / [F \times 0.03 \times PtonCO_2]$$

其中，6.1 为 $[HCO_3^-] / PCO_2$ 系统中的 PK，$HCO_3\, lart$ 为动脉血 $[HCO_3^-]$ 浓度；F 为制造商提供的标本不完全均衡化的时间依赖因子，用于校正 $PtonCO_2$；0.03 为 CO_2 在血浆中的溶解度；$PtonCO_2$ 为液体分压计内的 PCO_2。

2. 胃肠黏膜低灌流的诊断标准　一般认为 pH 大于或等于 7.35 为正常，临床上以 pH 小于 7.32 作为黏膜酸中毒的诊断标准，也有以小于 7.30 作为诊断标准的。

【注意事项】

1. 操作过程需注意避免与空气接触。

2. 测量前 60 分钟，应暂停胃肠减压，停止静脉输注碳酸氢钠及使用糖皮质激素。

3. 测量前 90 分钟停止进食，胃出血控制前不宜测量。

4. 测量时患者取仰卧位，因为任何引起胃内压增加的活动，如翻身、坐起均会影响 pH 的测量结果。

5. 胃肠腔内液体与动脉血气必须同时测量，以减少检测误差。

（金艳鸿）

【参考文献】

[1] 中华人民共和国卫生部，中国人民解放军总后勤部卫生部. 临床护理实践指南［M］. 北京：人民军医出版社，2011.

[2] 王丽华，李庆印. ICU 专科护士资格认证培训教程. 第 2 版［M］. 北京：人民军医出版社，2012.

第六节　神经功能监测

一、瞳孔观察

瞳孔是指虹膜中央的空洞。检查时应注意瞳孔的形状、大小，双侧是否等大等圆，检查直接对光反射、间接对光反射、调节反射和辐辏反射是否正常等。

【操作步骤】

1. 核对医嘱及患者。

2. 向患者解释操作目的及方法，取得合作。

3. 评估病情、疾病诊断、颅内病变部位、阳性体征，有无动眼神经麻痹或颈上交感神经损伤；了解既往有无眼球外伤、疾患、手术史等；了解有无使用影响瞳孔的药物。

4. 评估病室环境，应为自然光线。

5. 洗手，戴口罩。

6. 准备用物：手电筒、尺子、护理记录单、医嘱单。到患者床旁再次核对。

7. 患者取舒适卧位，嘱其睁眼平视；对于不能自主睁眼的患者，护士应以拇指和示指分开其上下眼睑，观察双侧瞳孔形状，边缘是否整齐，测量瞳孔直径。

8. 检查直接对光反射：手电筒由外向内移动，直接照射一侧瞳孔，同法检查对侧瞳孔。

9. 检查间接对光反射：将一手挡在患者双眼之间，手电筒由外向内移动，照射一侧瞳孔，观察对侧瞳孔是否缩小。同法检查对侧。

10. 检查调节反射和辐辏反射：护士以示指放于患者双眼正前方30cm处，嘱患者注视护士手指尖，迅速移至患者鼻根部，观察双侧瞳孔是否缩小，眼球是否会聚。

11. 再次核对，若有异常结果及时通知医生。

12. 告知患者操作已完毕，整理床单位，收拾用物。

13. 洗手，记录。

【难点及重点】

1. 瞳孔检查是监测、判断脑神经功能，进行昏迷检查的重要部分。对于神经外科危重症患者应常规、定时检查瞳孔切遇特殊病情变化更应增加频次，并准确记录。

2. 正常瞳孔在室内自然光线下直径为 3～4mm，儿童稍大，老年人稍小。两侧等大，等圆。小于2mm为瞳孔缩小，大于5mm为瞳孔扩大。正常直接对光反射可见照射侧瞳孔缩小，间接对光反射可见对侧瞳孔同时缩小。正常辐辏反射及调节反射可见双眼会聚及瞳孔缩小。

3. 瞳孔形状：青光眼或眼内肿瘤时可成椭圆形，虹膜粘连时形状可不规则。

4. 瞳孔大小

（1）一侧瞳孔散大：见于同侧动眼神经麻痹（或损伤）。颅内占位性病变压迫动眼神经复合体（颞叶钩回疝或后交通动脉瘤）亦可见。

（2）双侧瞳孔散大：病室内环境昏暗、颅内压增高、颈交感神经兴奋、濒死期可见。药物影响（阿托品、颠茄、可卡因等）。

（3）一侧瞳孔缩小：可见于霍纳征。

（4）双侧瞳孔缩小：室内环境明亮、动眼神经的副交感神经兴奋、虹膜炎症、糖尿病、药物影响（有机磷中毒、毛果芸香碱、吗啡、氯丙嗪等）均可引起。

5. 辐辏反射及调节反射消失可见于动眼神经损伤。

【注意事项】

1. 评估患者病情应全面。详细了解患者用药史、既往史等可影响瞳孔的因素。

2. 环境光线适宜，应使用黄光聚光手电筒。电源充足，避免使用强光手电。

3. 神志清楚患者检查前应告知，意识不清、躁动患者应适当约束。

4. 照射瞳孔时光源距眼睛约20cm，从外向内照射。

5. 眼睑肿胀患者应以棉签分别扒开上、下眼睑。

6. 瞳孔检查应全面、连续、动态、准确，无法正确判定时应请他人协助共同判定。

7. 瞳孔检查结果应与患者神志、生命体征、病情、颅内压情况等结合以综合判定，发现异常及时通知医生处理。

8. 颞叶钩回疝时同侧瞳孔进行性散大，而小脑幕切迹疝早期瞳孔一过性缩小，后逐渐散大。早期应注意观察病情变化，以防错过最佳抢救时机。

9. 护理记录单书写方式：如：双瞳左：右为3∶3mm，光反应（＋＋，＋＋）。对光反射灵敏表示为（＋＋），迟钝为（＋），消失为（－）。

（李　晋　李桂云）

二、颅内压监测

颅内压（ICP）即颅腔内脑脊液压力。目前监测方法为有创监测和无创监测。有创监测中的脑室压测定因操作较简便、技术成熟、测压准确，被称为 ICP 测量的"金标准"。此方法还可以达到脑室外持续引流，达到减压的效果。

【操作步骤】

1. 核对医嘱及患者。

2. 向患者解释操作方法及目的，取得配合。

3. 环境安静、整洁，光线自然。

4. 评估病情，患者处于平静状态下，避免存在情绪紧张、躁动、咳嗽、腹内压增高等情况或进行翻身、吸痰等操作后。

5. 评估头部引流管通畅情况，无打折及弯曲，可见引流管内液面波动；颅内压监测光纤导线无过度扭曲及硬折，传感器链接紧密。

6. 读取颅内压监测仪数值，做好记录。

7. 如数值异常，排除干扰因素，综合评价病情，及时通知医生。

【难点及重点】

1. 能够正确读取 ICP 数值，其正常值为：成人 5 ~ 15mmHg，儿童 3.75 ~ 7.5mmHg。

2. ICP 测量值所对应的临床变化

（1）颅内压增高：头痛、呕吐、视乳头水肿、早期出现嗜睡症状，进展后出现昏迷并可能发生呼吸、循环衰竭症状；

（2）防止颅内压降低：防止引流量过多，临床表现为：头痛、头昏、恶心、呕吐、疲倦乏力和精神障碍等。

3. ICP 监测的意义

（1）早期发现病情变化；

（2）脑脊液引流及脑内打药；

（3）为外科手术提供决策，减少不必要的治疗方案，更准确

地对疾病预后进行预测;

(4)可间接计算脑内灌注压。

4. 计算脑灌注压 CPP = 平均动脉压 - 颅内压,正常脑灌注压为 60 ~ 150mmHg,以保证脑血流量维持正常脑功能。当灌注压小于 40mmHg,脑血流量减少,可引起脑缺血及脑功能障碍,致使脑血流停止而死亡。脑灌注压 CPP > 70,mmHg 才能维持脑功能。

5. 患者 ICP 数值分级:16 ~ 20mmHg,轻度增高;21 ~ 40mmHg,中度增高;> 40mmHg,重度增高。

【注意事项】

1. ICP 大小以毫米汞柱(mmHg)表示及记录,所测得厘米水柱(cmH_2O)的数值需除以 1.36 转换为毫米汞柱(mmHg)。

2. 监护时患者保持平卧或头高 10° ~ 15° 以保持 ICP 监测的准确性。

3. 测定时排除影响 ICP 测量的因素:翻身、吸痰、躁动等刺激均可引起 ICP 升高,应使患者平静后记录测量数值,必要时遵医嘱给予镇静剂。

4. 对患者及家属做好心理护理,向其说明监测方法和目的,使之配合。

5. 对监测与记录 ICP 要保持连续性,对于压力缓慢升高,伴神志呼吸障碍患者及时报告主管医生。

6. 翻身或改变体位时,小心勿拉拽管线,防止管路脱出;保证管路通畅,如管路打折、夹闭及血凝堵塞均可影响测量值。

7. 将探头置于患者头部不易触及部位,保护缆线不浸液。

8. 光纤系统避免过度扭曲及硬折,避免误压,保持引流通畅,避免漏液。

9. 严格无菌操作,防止颅内感染。

(李桂云 张亚铮)

三、格拉斯哥昏迷评分

格拉斯哥昏迷评分(Glasgow coma score,GCS)是医学上评估患者昏迷程度的方法，由 Dr. Jennett1974 年在格拉斯哥提出。它通过对患者睁眼反应、语言反应和肢体活动情况进行评定制定了昏迷评分指数，三者反应得分相加表示患者意识障碍的程度。

【操作步骤】

1. 核对医嘱及患者。

2. 向患者解释操作目的及方法，取得合作。

3. 查阅病历，评估病情。

4. 环境准备（病室环境安静、整洁，保护患者隐私，无外界干扰）。

5. 用物准备：神经系统诊查工具，格拉斯哥量表（表 2 - 6 - 1）。护理记录单等。

6. 护士准备：着装整洁，洗手，戴口罩。

7. 患者取舒适卧位，进行格拉斯哥昏迷评分（GCS）。

（1）评估患者睁眼反应

①排除所有干扰，观察患者（30~60 秒）；评估者不应说话，不应接触患者；评估患者睁眼情况，患者自主睁眼，计 4 分；

否　↓

②呼唤患者姓名，正常音量呼叫患者，或高音量呼叫，不能接触患者，患者可睁眼，计 3 分；

否　↓

③对患者进行物理刺激，先轻拍或摇晃患者，无反应后给予强刺激，如：以刺痛患者第 2 或第 3 指外侧，并在 10 秒内增加刺激至最大，强刺激睁眼，计 2 分；若仅皱眉、闭眼、表现痛苦表情，不能计 2 分；

否　↓

④对患者进行刺痛无反应，计 1 分。

C 分：如因眼睑水肿、骨折等因素不能睁眼，应以 "C"（closed）表示。

（2）评估患者语言，向患者提问简单的问题，如姓名、年龄、出生年月等。

①如说话有条理：定向能力正确，能清晰表达自己的名字、居住城市或当前所在地点、当年年份和月份。患者可正确回答，计5分；

否　↓

可应答，但有答非所问的情形：定向能力障碍，有答错情况，语言错乱，计4分；

否　↓

②可说出单字，完全不能进行对话，只能说简短句或单个字，计3分；

否　↓

③可发出声音：对疼痛刺激仅能发出无意义叫声，计2分；

否　↓

④全不语，计1分。

T分：因气管插管或切开而无法正常发声，以"T"（tube）表示。

D分：平素有言语障碍史，以"D"（dysphasic）表示。

（3）评估患者肢体运动

①让患者做遵嘱活动，可按指令完成2次不同的动作，计6分；

否　↓

②施以刺激时，可定位出位置，计5分（给予疼痛刺激时，患者能移动肢体尝试去除刺激。疼痛刺激以压眶上神经为金标准）；

否　↓

③对疼痛刺激，患者可躲避，计4分（对疼痛刺激有反应，肢体会回缩）；

否　↓

④对疼痛刺激有反应，患者肢体会弯曲，计3分（呈"去皮质强直"姿势）；

否　↓

⑤对疼痛刺激有反应，肢体有过伸，计 2 分（呈 "去脑强直" 姿势）；

否　↓

⑥施以刺激，患者肢体无应，计 1 分。

8. 告知患者操作已完毕，整理床单位，收拾用物。

9. 洗手，记录。

10. 计分方法：将 GCS 三项得分相加，计算总分；记录书写方式：【E‑V‑M】字母之间用数字表示，如 E4V5M6 = GCS 15 分（表 2‑6‑1）。

表 2‑6‑1　GCS 量表

睁眼反应	评分	语言反应	评分	运动反应	评分
自动睁眼	4	回答正确	5	遵嘱运动	6
呼唤睁眼	3	语言错乱	4	刺痛定位	5
刺痛睁眼	2	只能说出字、词	3	刺痛躲避	4
无反应	1	只能发声	2	刺痛屈曲	3
		不语	1	刺痛过伸	2
				不动	1

【难点及重点】

1. GCS 评分：总分 3 ~ 15 分，表示意识障碍程度由深至浅。13 ~ 14 分提示轻度昏迷，预后最好；9 ~ 12 分提示中度昏迷，预后良好；3 ~ 8 分提示重度昏迷，预后最差。

2. 按 Glasgow 昏迷评分法：将脑损伤分轻、中、重度。13 ~ 15 分为轻度脑损伤；8 ~ 12 分为中度脑损伤；3 ~ 7 分为重度脑损伤；Gennarall 又将 3 ~ 5 分者列为特重度脑损伤。

3. 选择评判时的最好反应计分。注意运动评分左侧和右侧可能不同，用较高的分数进行评分。

4. 改良的 GCS 评分应记录最好反应/最差反应和左侧/右侧运动评分。

【注意事项】

评分时要注意：意识障碍的危重患者应定时检查瞳孔；遇特殊病情变化更应增加频次，并准确记录；须客观评价，完全遵从量表规定不要受主观影响。

1. 指令简单明了，刺激强度要足够，但刺激要由轻到重，如呼唤患者姓名时应呼唤三遍以上，音量逐渐加大。

2. 如果两次刺激后患者的反应不同或者两侧肢体反应不同，按其最好反应计分。

3. 睁眼反应疼痛刺激要注意采取周围性疼痛刺激，避免因给予中心性疼痛刺激反而造成患者的闭眼。疼痛刺激要由轻到重，避免增加不必要的痛苦，可以重复刺激，但不可以一次刺激持续时间太长。

4. 疼痛定位刺激，采取中心性疼痛刺激，如压眶；避免因给予周围性疼痛刺激反而引出脊髓反射。如果患者已经能拉面罩或拔管，则不必再施加疼痛刺激。

5. 疼痛刺激屈曲是去皮层屈曲，上肢屈曲，内收内旋；下肢伸直，内收内旋，踝跖曲。疼痛刺激伸直是指去脑强直，上肢伸直，内收内旋，腕指屈曲；下肢伸直，内收内旋，踝跖曲。

6. GCS 评分不能应用于 5 岁以下儿童。

7. 注意排除因醉酒，应用镇静剂，癫痫状态所致的意识障碍。

8. 检查时注意眼眶外伤肿胀、面颌部骨折或气管插管、肢体严重挫伤、骨折、瘫痪等。

9. 单项指标以语言及运动反应较睁眼反应评分更有意义。

10. GCS 评分易受失语、四肢瘫痪、保留人工气道等因素影响。

（李桂云　张　蕾）

四、语言的评估

神经功能方面的语言评估主要包括失语症及构音障碍两方

面。它通过全面系统的语言评定，发现患者存在失语症及其程度，鉴别各类失语症，了解各种影响患者交流能力的因素，评定患者残存的交流能力，根据评定结果制订治疗计划。

【操作步骤】

1. 核对医嘱及患者。

2. 向患者及家属解释操作目的及方法，取得合作，告知患者及家属操作目的及方法，嘱其尽量放松。

3. 评估患者的意识、病情、主动配合能力，有无运动、感觉障碍。在测试患者阅读和书写前，了解患者有无视力障碍。

4. 洗手，戴口罩。

5. 准备用物：粗黑板笔，写字板，文字和图片清晰的卡片，实物（牙刷、硬币、钢笔、梳子、尺子、牙膏），至床旁再次核对确认。

6. 协助患者取舒适卧位，将床头桌推至患者胸前并使之稳固。

7. 听：发布简单的指令，如睁眼、闭眼、握拳等指令，让患者配合动作；提供答案为是或否的问题供患者选择，患者可以用点头、闭眼等反应进行作答；发布左右定向指令，如嘱患者"伸出你的左手"让患者执行；发布复杂的指令，如让患者指地板然后再看天花板。

8. 阅读：护士朗读单字、单词和单句。出示卡片，让患者找出朗读的单字、单词和单句，并执行书面命令。

9. 说：采取交流性语言（与患者对话）、描述性语言（让患者看图说话）、复述性语言（让患者跟读）、自发语言（计数、叙述经历）、命名物体、唱歌、解释单词或成语的意义等方法。

10. 写：听写单词、句子，让患者造句和抄写词、句等。

11. 与患者交流过程中，仔细听患者语言的节律、音调是否正常，让患者重复较为复杂的句子，仔细听其语言节律、吐字、发音情况，寻找哪些音发得最困难。

12. 综合检查结果，评定语言障碍的类型（表 2 - 6 - 2）。

表 2 - 6 - 2　语言障碍的类型

分　类		症 状 表 现
失语症	运动性失语（Broca 失语或表达性失语）	1）患者能够理解他人语言及书面文字，但言语产生困难，不能言语，用词错误，或不能说出连贯的句子而呈电报式语言 2）患者常有构音障碍
	感觉性失语（Wernicke 失语或接受性失语）	1）患者听力正常，不能理解他人和自己的语言，不能对他人的提问或指令做出正确反应 2）患者自己言语流利，但用词错误或零乱，缺乏逻辑性，难以让人理解。
	命名性失语（名词性失语）	1）患者对语言的理解正常，自发言语和言语复述较流利，但对物体的命名发生障碍 2）能够叙述某物的性状和用途，也能对他人称呼该物品名称的对错做出正确判断，但自己不能正确说出该物名称，言语中虚词较多，但缺乏有意义的名词及动词等实词
	混合性失语	患者同时患有运动及感觉性失语，听不懂也难以表达自己的意愿，读写困难
	失读症	患者不能辨识书面文字，不能理解文字意义
	失写症	患者手部运动功能正常，但丧失书写的能力，或写出的内容存在词汇、语义和语法方面的错误
构音障碍	痉挛性	说话含糊不清，患者很难张嘴
	锥体外系性	单一声调，没有韵律，一句话突然开始，突然结束
	小脑性	像醉酒一样含糊而不连续的韵律，有时像教堂内唱诗样语言（每个音节的重音都一样）
	下运动神经元	腭：鼻音的语言，像患感冒一样； 舌肌：语音失真，特别是发"特、丝、得"时更明显； 面肌：发"笔、皮、母和星"时困难
	肌无力	当患者数数时可以证明存在肌肉疲劳现象

13. 告知患者操作已完毕，整理床单位，收拾用物。

14. 洗手，记录。

【难点及重点】

失语症类型的鉴别诊断流程图

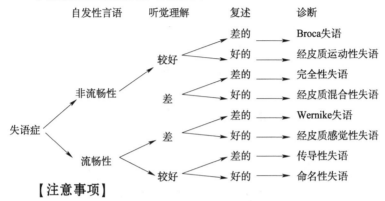

【注意事项】

1. 向患者及家属讲清言语评定的目的和要求，以取得理解与配合。

2. 护士与患者交流时，注意语速、语调，语言清晰，注意患者情绪的变化。

3. 测验时尽量使患者放松，避免引起患者窘迫、紧张的各种诱因发生。

4. 注意观察患者回答问题的能力，语言表达是否完整，是否可以进行自然交流。

5. 评定时患者如连续答错，可将分测验拆散分解，先易后难，设法提高患者参与的兴趣。

6. 当患者不能作答时，检测者可做示范。

7. 尽可能借助录音或复读设备，方便检测者准确判断言语障碍的程度和性质。

8. 评定尽量在 1.5 小时内完成。若患者疲劳或极端不配合，最好分几次完成检查，并选择患者状态较佳时检测。

（冯　艳）

五、视野粗测技术

视野粗测法是指患者背光与检查者（相距60cm）面对面对坐，嘱患者正视前方，眼球不动。检查左眼时，患者用右手遮其右眼，注意检查者的右眼；检查者分别从上内、下内、上外、下外的周围向中央移动，至患者能见到手指移动为止，用同样方法检查另一侧。视野变化分为视野缺损和盲点（图2-6-1）。

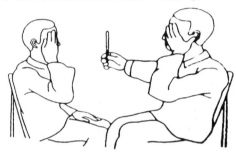

图2-6-1 视野粗测法

【操作步骤】

1. 核对医嘱及患者。

2. 向患者解释操作目的及方法，取得合作。

3. 评估患者的病情、视力及肢体或活动情况。

4. 评估操作环境。

5. 洗手，戴口罩。

6. 再次核对医嘱。

7. 请患者背光坐在椅子上，与检查者面对面，相距60cm。

8. 检查左眼时，嘱患者用右手遮挡右眼；同时，检查者闭上左眼。

9. 嘱患者注视检查者的鼻尖或与检查者相互直视。

10. 检查者手持检查工具或竖起示指，在两人距离间中点的地方，分别从上内、下内、上外、下外的周围向中央移动，直至患者能看见检查者的手指为止。

11. 与检查者的视野进行比较，即可确认患者视野有无缺损和盲点。

12. 告知患者操作已完毕，整理床单位，收拾用物。

13. 洗手，记录。若可疑视野改变，应联系相关科室进行进一步检查。

【难点及重点】

1. 难以确认被检查者的视野范围。

2. 此项检查缺乏客观性。

【注意事项】

1. 视野粗测时，可疑有视野改变的患者，则应用视野计进行精确检查，以确定视野损伤的表现形式和程度。

2. 患者应背光而坐。

3. 检查者进行检查时，不要遮错眼睛。

4. 注视方位应明确告知，做到准确一致，避免误差。

（袁 媛）

六、肌力的判定技术

肌力是指肌肉收缩时产生的最大力量。肌力测试是肌肉功能评定的重要方法，尤其是对肌肉骨骼系统病损以及周围神经病损患者的功能评定十分重要。同时，肌力测试也可作为评定康复治疗疗效的重要指标之一。临床上肌力评定方法有手法肌力评定和器械肌力评定，一般均将肌力分为 0 ~ 5 级，共六个级别。

手法肌力评定：在特定体位下让患者做标准动作，通过触摸肌腹、观察肌肉对抗肢体自身重力及由检查者用手法施加的阻力，观察患者完成动作的能力，从而评定患者的肌力。

器械肌力评定：某些部位的肌力可用专用器械评定，以获得精确的定量数据。包括握力测定、捏力测定及背部拉力测定。

【操作步骤】

1. 核对医嘱及患者。

2. 洗手，戴口罩。

3. 辨识患者，向患者及家属解释肌力判断的目的及过程，并取得同意。

4. 向患者解释操作目的及方法，取得合作。

5. 摆放体位：患者取适当体位，撤去被子。

6. 观察肢体自主活动的活动度。

7. 嘱患者做对抗动作，测试上、下肢伸肌和屈肌的肌力，双手的握力和分指力等。

8. 询问患者有无不适主诉。

9. 观察患者神志，测血压、呼吸、心率。

10. 再次核对。

11. 告知患者操作已完毕，整理床单位，收拾用物。

12. 洗手，记录。

【难点及重点】

1. 手法肌力测定的基本原则

（1）依据评定者施加阻力大小并与健侧对照进行判断。

（2）依据肌肉或肌群能否做对抗重力运动（垂直运动）进行判断。

（3）依据肌肉能否做全范围的运动进行判断。

（4）如肌肉收缩不能引起关节活动时，依靠目测或触诊肌肉有无收缩进行判断。

2. 掌握肌力六级评分法

0 级　完全瘫痪，测不到肌肉收缩。

1 级　仅测到肌肉收缩，但不能产生动作。

2 级　肢体能在床上平行移动，但不能抵抗自身重力，即不能抬离床面。

3 级　肢体可以克服地心吸收力，能抬离床面，但不能抵抗阻力。

4 级　肢体能做对抗外界阻力的运动，但不完全。

5 级　肌力正常。

3. 掌握 M. R. C. 肌力分级法：如被测的肌力比某级稍强时，

可以在此级右上角加"＋"，稍差时则在右上角加"－"，以补分级不足，即 M. R. C. 肌力分级法。

0 级 未触及肌肉的收缩。

1 级 可触及肌肉有轻微收缩，但无关节运动。

1⁺级 可触及肌肉有强力收缩，但无关节运动。

2⁻级 解除肢体重力的影响，关节活动到最大范围的 50% 以上，但不能达到最大活动范围。

2 级 解除肢体重力的影响，关节能活动到最大活动范围。

2⁺级 解除肢体重力的影响，关节能活动到最大活动范围。如抗重力可活动到最大活动范围的 50% 以下。

3⁻级 抗肢体本身重力，关节能活动到最大活动范围的 50% 以上，但不能达最大活动范围。

3 级 抗肢体本身重力，关节能活动到最大活动范围。

3⁺级 抗肢体本身重力，关节能活动到最大活动范围，且在运动终末可对抗轻微阻力。

4⁻级 能对抗比轻度稍大的阻力活动到最大活动范围。

4 级 能对抗中等度阻力活动到最大活动范围。

4⁺级 能对抗比中等稍大的阻力活动到最大活动范围。

5⁻级 能对抗较充分阻力稍小的阻力活动到最大活动范围。

5 级 能对抗充分阻力活动到最大活动范围。

若检查时有痉挛加"S"或"SS"（S - spaticity），如有挛缩加"C"或"CC"（C - contracture），以示该肢体有特殊情况。

4. 对骨折错位或未愈合，骨关节不稳定、脱位，术后尤其是肌肉骨骼结构的术后，关节及周围软组织急性损伤，严重疼痛及关节活动极度受限，严重的关节积液和滑膜炎等疾患应禁止肌力测定检查；疼痛剧烈、关节活动受限、严重骨质疏松、心血管疾病及有骨化性肌炎部位也不适用肌力测定。

【注意事项】

1. 检查前告知患者检查的目的和方法，如果患者仍不够明白，给予必要的示范，以取得患者配合。

2. 减少肌力检查的干扰因素，约束、镇静、疼痛、疲劳、衣服过厚或过紧都会影响检查结果。

3. 为了保证肌力检查的准确性，应防止其他肌肉的代偿出现的假现象。

4. 测试动作应标准化、方向正确，近端肢体应固定于适当位置，防止替代动作。

5. 避免引起患者的不良反应，如在肌力检查中长时间的等长收缩会引起患者的血压增高，心脏负荷增加，故对有心血管疾病的患者慎用。

（李桂云　野翠杰）

【参考文献】

[1] 王彩云，贾金秀. 神经外科临床护理思维与实践［M］. 北京：人民卫生出版社，2013.

[2] 张雅丽，王瑞莉. 健康评估（第2版）［M］. 北京：人民卫生出版社，2012.

[3] 张建宁. 神经外科重症监护［M］. 北京：人民卫生出版社，2013.

[4] Peter D le Roux. 神经重症监测技术［M］. 北京：人民卫生出版社，2015.

[5] 吴江，贾建平等. 神经病学［M］. 北京：人民卫生出版社，2008.

[6] 方芳，魏红蕾等. 危重症监护［M］. 北京：人民卫生出版社，2012.

[7] 孟新科. 急危重症评分［M］. 北京：人民卫生出版社，2008.

[8] 周建新. 神经外科重症监测与治疗［M］. 北京：人民卫生出版社，2013.

[9] 田莉. 言语治疗技术［M］. 北京：人民卫生出版社，2010.

[10] 段杰. 神经外科护理［M］. 北京：科学技术文献出版社，2001.

[11] 杨莘. 神经疾病护理学［M］. 北京：人民卫生出版社，2005.

第七节　腹内压监测

腹内压（intra-abdominal pressure，IAP）是指腹腔内的稳态压力。有间接和直接两种测定方法。直接法为有创操作，临床少用。通过 Foley 导尿管进行的膀胱压测定间接反映腹内压的大小被认为是 IAP 测定的"金标准"。

【操作步骤】

1. 核对医嘱及患者。

2. 向患者解释操作目的及方法，取得合作。

3. 评估患者 Foley 导尿管引流及固定情况。

4. 洗手、戴口罩。

5. 准备用物（100ml 生理盐水、一次性三通、20ml 注射器、输液器、治疗盘、测压尺）并核查有效期。

6. 推治疗车至患者床旁，再次核对，予以隔离帘遮挡，注意保护隐私。

7. 患者取平卧位，暴露尿管，排空膀胱，腹肌放松，去除使腹内压增高的外来因素。

8. 测压板固定于床边，并以腋中线与髂嵴交点为零点。

9. 生理盐水预冲输液器，将输液器、三通与 Foley 导尿管相连。

10. 夹闭尿管引流端，严格无菌操作前提下经三通向膀胱内注入 25ml 生理盐水，关闭注液端三通，打开测压端三通。

11. 输液器连接测压尺、断开预冲用生理盐水，输液器通大气。

12. 待液面有轻微波动而不再下降时，在呼气末读取测压板上数值，单位为 cmH_2O。

13. 开放尿管引流端，再次核对。

14. 告知患者操作已完毕，整理床单位，收拾用物。

15. 洗手、记录并分析数值变化趋势。

【难点及重点】

1. 危重症或创伤患者具备引起腹腔高压（IAH）/腹腔间隔室综合征（ACS）的任何高危因素时，应该监测腹内压。

2. 正常人仰卧位 IAP 一般低于 10mmHg。国际腹腔间隙综合征学会（WSACS）定义正常为 IAP 5 ~ 7 mmHg。IAP 持续增高超过 12mmHg 时，提示 IAH，应及时通知医生采取相应措施。

3. 根据 IAP 大小，IAH 严重程度分为 4 级：Ⅰ级，IAP 12 ~ 15 mmHg；Ⅱ级，IAP 16 ~ 20 mmHg；Ⅲ级，IAP 21 ~ 25 mmHg；Ⅳ级，IAP > 25 mmHg。

【注意事项】

1. IAP 大小以 mmHg 表示，所测得 cmH_2O 的数值需除以 1.36 转换为 mmHg。

2. 测定时建议患者处于仰卧体位，须在无腹肌紧张状态下，以呼气末时数值为准。

3. 以腋中线与髂脊交点为调零点。

4. 测膀胱压时注入膀胱内无菌盐水量不超过 25ml（20kg 体重以内小儿注水量为 1ml/ kg）。

5. 膀胱注入生理盐水后 30 ~ 60 秒再测定压力，以等待逼尿肌松弛。

6. 测压后记录尿量时需减掉注入生理盐水的量。

7. 严格无菌操作。

（王欣然　王　硕）

【参考文献】

[1] Intra - abdominal hypertension and the abdominal compartment syndrome: updated consensus definitions and clinical practice guidelines from the World Society of the Abdominal Compartmen Syndrome [J]. Intensive Care Med. 2013, 39 (7): 1190 - 1206.

[2] De Keulenaer B L, De Waele J J, Powell B, et al. What is normal intra - abdominal pressure and how is it affected by positioning, body mass and positive end - expiratory pressure [J]. Intensive Care Med, 2009, 35

（6）：969 – 976.

［3］白琳，史颜梅，周雅婷，等. 腹内压测量的研究进展［J］护理学杂志，2016，31（11）：109 – 112.

第八节　血糖监测

一、末梢血糖监测

末梢血糖监测（peripheral blood glucose monitoring）是全面了解血糖情况的必要工具，用以保证患者的安全，评价各种治疗的疗效，指导各种治疗方案的调整，方便患者进行自我管理，提高患者生活质量。

【操作步骤】

1. 核对医嘱及患者。

2. 评估患者

（1）询问、了解患者的身体状况，询问患者自我感觉。

（2）评估患者末梢循环及皮肤情况，患者双手手指皮肤的颜色，温度，污染及感染程度；必要时协助洗手，评估空腹或进食时间。

（3）向患者解释操作目的、方法、配合的注意事项，询问有无酒精过敏史，取得合作；与患者沟通时态度和蔼，用语得当。

（4）评估环境：清洁，安静，光线明亮。

3. 洗手，戴口罩。

4. 准备用物：治疗车、血糖监测及记录单、生活及医疗垃圾桶、快速手消液、治疗盘、75%酒精、棉签、快速血糖仪、血糖试纸、一次性采血针、锐器盒。检查物品效期，合理放置。携用物至患者床旁。

5. 再次核对医嘱及患者，向患者解释操作方法，请患者配合。

6. 再次核对空腹及进食时间。

7. 再次评估穿刺部位皮肤。

8. 协助患者取舒适卧位，选择手指穿刺部位（一般选择无名指、中指、小指的指尖两侧，不在偏瘫输液侧采血，避开水肿感染部位，长期监测者注意交替轮换部位），必要时可以将手臂下垂5~10秒或从指根向指尖处按摩。

9. 打开血糖仪开关，核对血糖试纸号码与血糖仪是否一致。将血糖试纸插入血糖仪。

10. 用75%的酒精消毒穿刺部位，以穿刺点为中心，螺旋式消毒。消毒面积至第二指关节。

11. 酒精待干15秒，再次核对，持一次性血糖针紧贴穿刺点穿刺。

12. 指血自然流出，将试纸吸血处贴近采血。

13. 血糖仪嘀声倒计时，立即用无菌棉块按压穿刺点1~2分钟。

14. 读取血糖数值，告知患者。

15. 撤出试纸条，试纸条按照医用垃圾处理，关机。

16. 安置患者，整理床单元，再次核对，健康指导。

17. 洗手，记录并分析数值的变化趋势，签字。

【难点及重点】

1. 糖尿病的诊断标准：①典型糖尿病症状（多饮、多尿、多食、体重下降）；②随机血糖检测≥11.1mmol/L；③空腹血糖检测≥7.0mmol/L；④葡萄糖负荷后2h血糖检测≥11.1mmol/L。符合①及②、③、④中任何一项，可以诊断为糖尿病；无糖尿病症状者，需改日重复检查。

【注意事项】

1. 血糖试纸保存在阴凉干燥的地方，用后及时将瓶盖盖紧，并按厂家规定的期限用完。

2. 消毒液一定要干后采血，防止血液变稀影响效果。不宜采用含碘消毒剂（如碘伏、碘酒）消毒皮肤。采用葡萄糖氧化酶原理的血糖监测系统（包括以电极法与光化学法为原理的血糖仪），碘酒、碘伏中的碘可以与血糖试纸中的酶发生反应，产生误差。

3. 在手指侧面采血，因该部位血管丰富、痛觉不敏感。若末梢（手指）循环差，可采取温水洗手、垂手臂以利采血。

4. 首先选择无名指，因其有单独肌腱和神经分布，万一受损，不会影响其他手指功能。长期监测血糖的患者，要定时更换穿刺部位，采血量足，禁忌挤压。

5. 勿过分挤压，防止组织液渗入进而稀释血液浓度，影响检查结果。

（张京芬　何　茵）

二、动态血糖监测

动态血糖监测系统（continuous glucose monitoring system，CGMS）是通过助针器像肌肉注射一样将头发丝样的金属感受器送到人体的组织间隙，24 小时不间断地测定组织间隙的葡萄糖浓度，每 5 分钟记录一个平均葡萄糖数值。经过计算机下载，医师可以实时了解到患者最详实的血糖变化信息。它不仅可以捕捉到通过多次末梢血糖无法发现的无症状低血糖、餐后血糖的峰值、高低血糖持续时间，从而为临床医师选择药物、判断疗效、制订合理的饮食结构提供最科学的依据；还可以指导胰岛素泵的合理分段、调节剂量，进而达到既严格控制血糖又可避免血糖大幅度波动的目的，使血糖控制接近生理水平，从而有效防止或延缓并发症的发生。

【操作步骤】

1. 核对医嘱及患者。

2. 向患者解释操作目的及方法，取得合作。

3. 评估患者局部皮肤情况，如弹性、颜色、温度等。

4. 洗手，戴口罩。

5. 准备并检查用物质量、包装、有效期，推治疗车至患者床旁，再次核对医嘱、房间号、床号、姓名、腕带信息。

6. 正确选择佩戴的部位并消毒，用 75% 酒精消毒并充分待干。腹部：肚脐左右两侧 5～10cm 的位置；手臂：上臂中上部外侧（首选上臂肱二头肌下端外侧，其次为上臂前侧三角肌与肱二头肌相交处）。

7. 将发射器安装在传感器上：取一次性血糖传感器，撕开包装，将发射器小缺口卡入传感器卡扣处，在发射器大缺口处往传感器方向压下，将发射器压到位后，用力捏传感器两端的卡扣，确认发射器安装到位。

8. 将传感器装入助针器中：将安装好的发射器的传感器装入助针器中，从易撕角撕开传感器上的透明保护帽，然后撕去小的胶布保护条，检查并确认传感器完全装入助针器。

9. 助针器做好佩戴准备：一手捏住助针器塑料外壳（不能压住助针器按键），将助针器平放在胸前，另一只手用示指和中指夹住助针器金属拉杆，做扩胸运动，拉开助针器，将金属拉杆轻推回原位。

10. 再次核对。

11. 用助针器佩戴传感器：一只手撑开佩戴部位皮肤，另一只手握助针器，将助针器垂直压紧在佩戴部位皮肤上，用大拇指压下助针器按键，使传感器电极植入皮下。

12. 佩戴完成，取下助针器：按下助针器按键后，切勿移开助针器，一只手握住助针器塑料外壳，另一只手往里推金属拉杆，顶出传感器，使助针器和传感器自然分离，完成佩戴。

13. 佩戴完成后状态：取下助针器后，用指腹轻压传感器胶布，使传感器胶布与皮肤充分粘合。

14. 固定佩戴完成的传感器：用透明透气膜固定佩戴在腹部的传感器或用臂套固定佩戴在手臂的传感器。

15. 打开传感器的开关，在接收器上进入"医生设置"菜单中的传感器开关，随后界面显示通信等待链接，当显示初始化倒计时时，表示通信链接成功，全部佩戴完毕。

16. 再次核对，告知患者操作已完毕，整理床单位，收拾用物。

17. 洗手，记录并分析数值的变化趋势。

【难点及重点】

1. 1 型糖尿病患者，（青少年和儿童）2 型糖尿病、血糖不稳定、低血糖、酮症酸中毒、准备怀孕或已经怀孕的糖尿病患者，刚发现的糖尿病患者，准备改变治疗方案的糖尿病患者，应该监测动态血糖。

2. 常见故障提示及处理

（1）低电量报警：LOW BOTT. 处理：关闭记录仪，更换电池，更换时间不超 5 分钟。开机，重新检测指血输入参比血糖。校准探头。

（2）DISCOON：可能原因：探头接触不好或被拔出，电缆和探头的接触被损坏，电缆损坏。解决办法：先按 "SEL、ACT" 键消除报警，检查探头部位，检查电缆，用测试探头监测记录器，更换电缆。

（3）ALERR：可能原因：通常出现在探头使用时间快到使用寿命时，信号比较弱的时候指血输入错误/延迟，初始化后，探头还未能完全浸润。

（4）CALERR：解决办法：先按 "SEL、ACT" 键消除报警，如果报警发生在初始化不久，直到患者在 1 小时后再次查指血并输入（给探头更多的时间浸润），重新查指血并输入血糖记录器，如果持续出现报警，说明探头已经达到了使用寿命，必须结束监测。

【注意事项】

1. 及时打印动态血糖记录单。

2. 每日至少输入 4 次指血血糖参比。测量后在 5 分钟内输入。使用同一台血糖仪和同一批血糖试纸。指血血糖监测最好选择固定、稳定的时间段进行，如三餐前及睡前。

3. 探头每 3 天更换一次，发射器卸下后，链接电脑下载，保存记录患者 3 天动态血糖图形。

4. 对患者做好健康宣教，避免出汗、浸水、淋雨、强电磁场和强烈撞击。

5. 加强巡视，如患者感到疼痛、皮肤瘙痒等不适，及时更换部位或停止使用。

6. 佩戴 CGMS 期间远离强磁场，防止干扰。

7. 如果传感器意外脱落，必须及时分离数据；否则造成数据停止记录，也可能造成继续长时间记录无效数据。

（赵海颖　何　茵）

【参考文献】

[1] 中华医学会糖尿病学分会. 中国 2 型糖尿病防治指南（2013 年版）[J]. 中国糖尿病杂志，2014，6（7）：447 – 496.

[2] 杨瑞仙，李胜男，苏霞. 动态血糖监测在糖尿病患者中的应用和护理 [J]. 山西医药杂志，2013，42（2）：224 – 225.

[3] 李志娟，夏红梅. 动态血糖监测系统临床应用的护理 [J]. 现代医药卫生，2011，27（12）：1884 – 1885.

[4] 胡晓芬. 糖尿病动态血糖监测的临床应用研究进展 [J]. 中国社区医生，2012，10（14）：22 – 23.

第三章

重症支持技术

第一节 循环支持技术

一、临时起搏器应用技术

临时性心脏起搏器是指脉冲发生器在体外与植入体内的临时心脏起搏电极相连，一定能量电脉冲刺激心脏使之激动收缩起到治疗心律失常作用后撤除起搏器导管的人工心脏起搏。起搏导线电极可在心脏手术中直接经心外膜/心肌，穿过胸壁固定于胸壁外；也可经静脉进入心脏内膜放置。临时起搏器能有效按需同步感知 R 波或 P 波，一般放置 1~2 周，最长不超过 1 个月，如仍需起搏治疗则应植入永久性起搏器。

【操作步骤】

1. 核对医嘱及患者。

2. 向患者解释操作目的及方法，取得合作，评估患者起搏器电极（心房/心室/房室顺延）及固定情况。

3. 使用前起搏器检测

（1）单腔临时起搏器：即开机瞬间 PACE、SENSE、LOW-BATT 同时亮灯；随即 PACE 闪亮。备用。

（2）双腔临时起搏器：即开机瞬间心房（A 端）PACE、

SENSE 与心室（V 端）PACE、SENSE 顺序亮灯；随即心房（A 端）PACE 和心室（V 端）PACE 顺序闪亮。备用。

4. 遵医嘱使用单腔临时起搏器流程

（1）中继线与患者体表起搏导线电极连接。

（2）打开起搏器，检查电量（有无低电压报警），设置起搏器参数：①起搏频率数值 60～80 次/分或遵医嘱；②输出电流数值 5mA（常规）；③心室感知电压数值为 0.8～1mV/心房感知电压数值为 0.6～0.8mV。

（3）连接中继线与起搏器———心室/心房（V/A）起搏插口。

（4）开启心电监测中起搏信号显示功能。

（5）观察起搏器感知 R 波或 P 波的能力并参看患者血流动力学指标变化。

（6）在护理记录中记录起搏器的各项参数。

5. 遵医嘱使用双腔临时起搏器用作单腔起搏———心室/心房起搏流程

（1）中继线与患者体表起搏导线电极连接。

（2）打开起搏器，检查电量（有无低电压报警），调置起搏器参数：①起搏频率数值为 60～80 次/分或遵医嘱；②心室/心房输出电流数值为 5mA（常规），关闭心房/心室输出—调至 0；③心室/心房感知电压数值 0.8～1mV/0.6～0.8mV。

（先点开菜单键再设置心室/心房感知数值）

（3）正确连接中继线—心室/心房（V/A）起搏插口。

（4）开启心电监测中起搏信号显示功能。

（5）观察起搏器感知 R 波或 P 波的能力并参看患者血流动力学指标变化。

（6）按下锁定键，避免误操作。

（7）在护理记录中记录起搏器各项参数。

6. 遵医嘱使用双腔临时起搏器—房室顺延起搏流程

（1）与外科医生确认并标记心房、心室起搏导线电极，正确连接中继线与患者体表起搏导线电极：心房（A）—蓝色，心室（V）—白色。

（2）打开起搏器，检查电量（有无低电压报警）。

（3）起搏器参数：①频率（遵医嘱）；②心房（A）和心室（V）输出电流（遵医嘱）；③灵敏度0.8~1mV；④A–V传导时间（遵医嘱）。

（4）协助医生正确连接中继线与心房（A）—蓝色起搏插口；心室（V）—白色起搏插口。

（5）开启心电监测中起搏信号显示功能。

（6）观察起搏器感知P波与R波顺延起搏的能力，并参看患者血流动力学指标变化。

（7）按下锁定键，避免误操作。

（8）告知患者操作已完毕，整理床单位，收拾用物。

（9）洗手，在护理记录中记录起搏器的各项参数。

【难点及重点】

1. 依赖起搏器起搏的患者

（1）起搏器感知不良或低电压报警电力不足：临床有引发患者阿斯–综合征的风险。护理重点：观察起搏器感知，避免感知不良的因素，如参数设定不合理或时间过长没有及时调整参数、中继线或起搏器连接口未有效连接。

（2）电池更换：取另一台起搏器确认工作正常，将中继线更换至确认的起搏器接口上。注意确认心房/心室接口。

2. 起搏器调试不当所致心律失常

（1）非同步起搏，临床也称为强制起搏：多指心脏手术后心外膜放置临时起搏器的患者，由于术终关胸使用电刀，此时起搏器为避免干扰将感知调放在强制起搏状态。关胸后若患者为自主心率，起搏感知应从强制起搏调整至按需同步起搏，即感知为0.8~1mV，若遗忘调整，会出现R–ON–T现象，从而诱发室颤。护理重点：观察患者自主心跳情况；观察起搏器感知参数；遵医嘱调整适合患者心跳情况的频率和感知参数。

（2）起搏器支持治疗中，应使用按需同步起搏，但如果同步起搏不是按需触发，即未同步按需感知自主心跳（R波/P波同步），临床会出现起搏脉冲和自主心跳的竞争，严重的可引起血流动力学波动。护理重点：观察血流动力学指标，观察起搏脉冲和自主心跳的按需同步性，发现异常通知医生。

3. 确保起搏器的有效触发

（1）观：随时监测多导联监护仪上显示的起搏心率的同步性、有效性，即符合血流动力学监测指标。

（2）看：起搏器版面设定参数是否正确；起搏器、中极线和电极线连接是否正确、是否紧密，防止电极脱位。

（3）教：确保各班起搏器使用的连续性、准确性和有效性。记录应具有连续性，有问题随时调整、随时交班。

【注意事项】

1. 强制起搏只用于术中或抢救状态无自主心率时，术毕返室或待机时确认感知处于同步起搏区。

2. 完全起搏心律时：双腔起搏器可在工作状态下更换电池，单腔起搏器需另备起搏器且由医生更换。

3. 起搏器需放置妥当、易于观察、避免误操作。起搏导线固定牢固，避免牵拉或脱掉（拍 X 片或患者躁动等）。

4. 起搏 ECG 触发 IABP 时需保证信号良好，触发不良时及时通报医生处理。

5. 除颤时，遵医嘱关闭起搏器（中继线与起搏器断开）。

6. 各班认真做好起搏器连接、参数的核对、交接工作。

（石　丽）

二、主动脉内球囊反搏技术

主动脉内球囊反搏技术已成为临床应用较广泛而有效的机械性辅助循环装置之一，通过反搏这一过程改善心肌氧供/氧耗之间的平衡。其反搏技术为：①应用与体表适宜的球囊，经股动脉穿刺，放置降主动脉距左锁骨下动脉开口下 1～2cm 处，球囊介于左锁骨下动脉与肾动脉之间；②通过主动脉内球囊反搏泵驱动，在心脏的舒张期开始充气，增加冠脉灌注，在舒张末期放气，降低心脏后负荷；③获得正确的充放气时相，达到最佳的反搏功效。

【操作步骤】

1. 核对医嘱及患者。

2. 向患者解释操作目的及方法，取得合作。

3. 洗手，戴口罩。

4. 评估患者身高并备好相应型号的主动脉球囊导管。

5. 反搏机准备：检查机器各导线是否齐全、氦气是否充足。

6. 用物准备：缝合包、无菌治疗巾、无菌手套、无菌纱布、消毒液、三通、肝素盐水、利多卡因、注射器等。

7. 床单位准备：去除床上不必要的用物，将患者被操作区域铺垫整洁。

8. 患者准备：协助患者取平卧位，以无菌巾遮盖患者隐私部位，协助医生评估肢体并取穿刺侧肢体外展体位，将尿管放置在不影响操作的位置上。评估置管侧肢体动脉搏动情况并记录。

9. 协助操作

(1) 连接心电监测使反搏机获取心电信号（直接连接或采用中继线连接多参数监护仪进行心电信号传输），注意电极片妥善固定，心电线合理摆放。

(2) 配合医生消毒皮肤、准备术野。

(3) 协助医生配置肝素盐水并预冲压力套组，连接反搏机压力线缆。

(4) 协助台上医生连接氦气导管，开机备用。

(5) 在医生操作过程中，应严密观察患者心率、血压的变化，发现问题及时向医生反映并做出相应的处理。

(6) 医生送导管到理想位置时观察压力波形形态，确认为动脉压力后将换能器放置在心脏水平位校正零点，按"开始"键开始反搏，观察反搏效果，遵医嘱选择有效触发方式。

（7）安装完毕，观察、记录各项生命指征的变化。

（8）告知患者操作已完毕，整理床单位，协助患者摆舒适体位，床头不可大于45°，收拾用物。

（9）洗手，记录患者。

【难点及重点】

1. 观察心电监测，确保最佳的反搏效果

（1）选择心电监测中可靠的 R 波信号或血压波形，以自动分析心动周期实施球囊的充、放气搏动调节，护理重点：可靠的、主波向上的 R 波信号，电压大于 0.5mV；确保电极片粘贴牢固。

（2）维持好的心率/律，即心跳低于 100 次，反搏频率 1∶1效果好，窦性心律能取得最佳反搏效果。

（3）严重房室传导阻滞、R 波小于 0.5mV、不能获得可靠的R 波信号，均可应用心房或心室起搏信号为反搏触发时相调节点。注意调整触发模式，建议应用半自动模式触发，评估反搏效果。

（4）心率大于 120 用 1∶2 上速可配合医生药物治疗，提示有起搏器保护治疗。

（5）心律不齐、特别快速的心律不齐严重影响反搏效果，配合医生药物治疗，提是有起搏器保护治疗。

（6）如"R"与"T 波幅同高，响 R 波辨识触发时，找医生调整触发模式。

（7）如心房起搏信号与 R 波同高，响 R 波辨识触发，选用心房起搏触发，时选择半自动模式触发。

（8）如药物治疗仍出现心律失常所致触发时相不良，找医生调整触发模式或配合药物治疗干预。

（9）依赖 IABP 触发维持循环稳定的患者，用除颤器上的一次性除极板牢固粘贴于患者的心尖和心底部，Paddles 导联获取稳定的心电波形，中继线与 IABP 连接，保 IABP 的有效触发。

2. 其他可预防、可排除的影响 IABP 反搏效果的护理

（1）护士协助医生连接电源、气源，有连接患者与设备的管道接口一定确切。护中防止牵拉、搬抬患者导致的反搏中断。

（2）协助医生拍 X 线片，定球囊位置（位置过低影响反搏效果和肾动脉供血），防任何原因导致的球囊管移位。

（3）确保患者卧床体位小于 45°，防止屈膝导致的反搏中断。

（4）反搏压不能达到预期充气压时，观察是否存在球囊漏气、氦气浓度低、管道破损（管道内有血液流出）。

（5）保证各班 IABP 穿刺点的干燥、无菌；观察导管外露保护套内部无血和无破损；置 IABP 超过 1 周时，当内科转为急诊外科手术且术后继续应用 IABP 的，不得随意调整球囊位置，避免污染。

（6）IABP 抗凝标准：遵医嘱，建议 ACT 150～180 秒，APTT 50～70 秒，PLT > 150 × 10^9/L，可选择肝素、低分子肝素抗凝。

3. 床旁实施 IABP 抢救的护理配合

（1）记录安装 IABP 前的血流动力学各参数指标；记录血管活性药物使用情况；描记 ECG，留取心肌酶、出凝血指标等化验，评估下肢动脉搏动情况。上述指标需与安装后做评估比较。

（2）按操作步骤配合医生快速床旁安装。护理重点为确保所有医护人员严格执行无菌操作。

（3）观察安装后的循环改善情况。

4. IABP 中的并发症预防与护理

（1）肢体缺血

①观：双下肢颜色、粗细、活动强度，特别是脚底的颜色，定时记录在观察单上；

②摸：双下肢温度、感觉、张力、动脉搏动，定时记录在观察单上；

③上述异常，配合应用多普勒超声仪监听动脉搏动情况；留取出凝血化验；必要时做床旁血管超声。

（2）穿刺部位出血

①观：出血量；穿刺点有否红肿、分泌物、外渗；

②换：保持干燥，随脏随换。

（3）血小板减少

①观：局部或全身出血倾向；

②查：每日依据血小板减少危急程度，确定查血小板频次。注意是否出现危急值，配合医生及时预约并补充血小板，及时复查结果。

（4）血栓形成

①观：IABP 停、搏交替频次，时间长短，交替时间过频、过长应及时向医生汇报；

②查：按医嘱加强抗凝治疗及出凝血指标和临床表现观察。

（5）感染

①观：局部 - 穿刺点，红肿热，分泌物；球囊保护套，无渗血和破损；全身，无寒战，体温不高、循环稳定、无酸中毒、抗生素应用效果；

②查：血象、内环境、分泌物、降钙素原、微生物、撤除导管后导管尖端培养检查。

（6）主动脉撕裂

①观：球囊位置、反搏波形显示充气不足、临床胸痛表现等。

②查：X 片、CT 检查、血细胞比容明显下降。

（7）球囊破裂

①观：导管气路回血，气体泄漏报警，反搏波形改变。

②查：反搏压波形改变，同时反搏各压力数值下降，循环波动。此时停搏，迅速找大夫处理。

【注意事项】

1. 拍床旁 X 片确定插管位置：球囊管的顶端应位于第 2 或第 3 肋间隙（主动脉弓降部下 1cm 处）。

2. 确保 QRS 波幅 >0.5mV（<0.5mV，不宜触发）。

3. 预防并防止发生心动过速，心动过缓或严重的心律失常以影响反搏的效果。

4. ECG 不能有效触发时可改用压力触发（注意停电时）。

5. 严密观察插管患肢的末梢温度、皮肤颜色、足背动脉波动情况。

6. 预防局部感染。

7. 观察球囊破裂。

8. 做好同期的体疗、皮肤护理、基础护理和营养支持。

（石　丽）

三、体外膜肺氧合技术

ECMO 是将血液从体内引到体外，经膜肺氧和后再用血泵将血液灌注入体内，部分或全部代替心肺做功，达到让心肺充分休息、为其功能恢复或下一步治疗赢得时间。

【操作步骤】

1. 核对医嘱及患者。

2. 向患者解释操作目的及方法，取得合作（若患者清醒可解释告知），通知 ECMO 安装团队（外科医生、麻醉医生、体外循环医生及手术室护士）携仪器设备及手术用物至床旁。

3. 迅速清理床单位，保证操作空间宽敞、洁净，准备负压装置及充足的电源、气源（空气、氧气）。

4. 洗手，戴口罩。

5. 留取血标本，配合完成各项检查，包括血气、电解质、生化、血象、细菌培养、尿常规、ACT、PT、肝肾功能、游离血红蛋白、胶渗压、心电图、床旁 X 片和超声心动等。

6. 配合手术室护士粘贴手术负极板，协助外科医生调整床体高度。

7. 配合体外循环医生连接设备电源、气源，妥善摆放仪器设备。

8. 协助患者保持平卧位。

9. 应用多参数监测仪、肺动脉导管、连续心排仪和 12 导心电图监测并记录心排、心率、心律、血压、肺动脉压、肺毛嵌顿压、中心静脉压、氧饱和度、体温等指标。

10. 记录安装前血管活性药物用量。

11. 安装过程中遵医嘱给予抗凝剂并密切观察患者血流动力学变化。

12. 安装完毕，评估循环支持效果，及时调整血管活性药使用剂量，记录各项生命指征变化。

13. 与体外循环医生确认 ECMO 流量并做好记录及每班交接工作。

14. 整理床单位，垃圾分类处理。

【难点及重点】

1. 记录 ECMO 运行后的各项血流动力学参数，如循环好转的指标：心率（心律）稳定、血压稳定或逐渐升高，肺动脉压逐渐下降，右房压和肺毛细血管嵌顿压逐渐下降，尿量增加等。

2. 动态监测并比较呼吸指标，如呼吸功能好转的指标：动脉血氧分压升高、氧饱和度升高、二氧化碳分压下降、酸碱紊乱逐渐纠正，根据临床监测结果调整呼吸机参数。

3. 监测手术创面及插管处渗血情况，出血和渗血严重的患者及时请外科医生探查止血或更换敷料。

4. 监测肢体血运情况：通过观察末梢皮肤颜色、温度及末梢血氧饱和度来评估组织灌注情况及机体缺氧状况的改善程度；检查置管后肢体动脉波动、皮肤颜色、温度、感觉与置管前的变化，准确记录发生异常的时间、部位，及时报告医生。

5. 依据 ECMO 转速高低、ECMO 氧合器有无凝血等情况遵医嘱使用肝素，调整 ACT 为 160～200 秒，同时监测并补充血小板。

6. 对照动脉血气与氧合器血气的参数，评估心肺功能状态和氧合器的效果。

7. 协助医生完成各项检查：每日监测游离血红蛋白、血浆胶体渗透压、肝肾功能、心肌酶、淀粉酶，每日检查床旁心电图、胸片与超声等，以评价 ECMO 辅助效果，机体是否存在多脏器功能不全的情况。

8. 严格各项无菌操作，常规每日监测血象 2～3 次，观察有无寒战、高热等感染征象，同时做好相关细菌学监控培养，主要监测痰、尿、血、分泌物，无菌导管拔除时管道的培养，及时追踪培养结果，配合医生调整治疗方案，及时反馈治疗效果。

9. 确保管道固定妥当，避免牵拉、打折、移位，确保机器正常运转。

10. 保持体温在 36.5℃ 左右，可应用调温水箱通过 ECMO 运行降温，也可应用变温毯调整体温。

11. 依据临床循环指标进行液体出入量调整，通常量出为入，早期多为负平衡。

12. 监控并评价胃内排空、胃肠蠕动、肠胀气，排气等情况，观察胃液的颜色、有无反流，如有异常及时实施胃肠减压并留取胃液标本鉴定，配合医生药物治疗并观察疗效，必要时进行通便护理。

13. 加强营养支持，静脉营养治疗以氨基酸、糖类等晶体液为主，不可使用脂肪乳，以防 ECMO 膜肺堵塞。

14. 基础护理需完善、到位，各班重点完成口、鼻、咽、耳、肢体、皮肤（头、颈背、臀、足跟）、会阴等部位的观察、清洁。

15. 观察神志变化，特别是瞳孔变化、能否准确应答，认真做好记录，配合医生排查神志不清的因素，给予必要的药物治疗。

16. 做好心理疏导与情绪安抚；症状严重的患者需做好安全防护，给予适当约束，配合抗焦虑、镇静等药物的治疗，防止意外事件的发生。

17. 保持环境清洁，每日定时消毒。

【注意事项】

1. 床旁 ECMO 安装需做到团队中各环节信息畅通、监护人员相对固定可使监护工作具有连续性，避免不必要的疏漏。

2. ECMO 是机械辅助，可造成红细胞的破坏，表现为游离血红蛋白增高，血红蛋白尿，继发肺、肝、肾功能等多脏器损害。

护理中严密观察、监控溶血指标，即游离血红蛋白、血生化、血象、尿色、尿常规、患者皮肤有无黄染等，做到早发现、早报告、早处理，配合医生将溶血造成的并发症降低到最小程度。

3. 准备撤除 ECMO 时，当转速小于 1.5L 特别接近 1L 时，遵医嘱应用肝素维持 ACT 在 300 秒左右，同时实施撤机；一旦告知停机，护士应迅速配合医生给予鱼精蛋白中和肝素，即刻和 15~30 分钟查 ACT，直至医生要求水平。

4. 撤除 ECMO 时适当加大血管活性药物用量，并将呼吸机参数调整至正常范围，观察患者血流动力学有无波动，重点观察 HR、BP、氧饱和度、肺动脉压、中心静脉压、血气等，观察循环指标对血管活性药物的反应，观察血气及内环境的变化。

5. 加强体温监测，ECMO 运行时体温控制在 35~36℃。停机后体温极易反跳，需观察并实施护理干预。

（石　丽）

【参考文献】

［1］龙村 . ECMO—体外膜肺氧合 ［M］. 北京：人民卫生出版社，2010.

［2］（美）康特（Conte，J. V.）编著；王志农，何斌主译 . 约翰·霍珀金斯医院心脏外科围术期处理手册 . 第 2 版 ［M］. 上海：第二军医大学出版社，2009.

第二节　氧疗技术

一、鼻塞与面罩吸氧技术

氧气疗法是指通过简单的连接管道在常压下向气道内增加氧浓度的方法。氧疗用于治疗低氧血症导致的缺氧，纠正低氧血症，最终改善低氧血症导致的生理紊乱。本节主要介绍低流量给氧系统中的鼻塞与面罩吸氧技术。

【操作步骤】

1. 核对医嘱及患者。

2. 向患者解释操作目的及方法，取得合作。

3. 评估患者的病情、年龄、意识状态、呼吸状态、缺氧程度、自理能力、合作程度及鼻、口腔状况。告知患者吸氧目的及注意事项。

4. 洗手，戴口罩。

5. 用物准备：治疗车，一次性吸氧鼻导管或一次性吸氧面罩、氧气流量表、治疗碗（盛温水）、灭菌注射用水、无菌纱布、棉签、一次性口杯、治疗本、吸氧记录单、手消液。

6. 在治疗室检查用物准备用物（在湿化罐内倒入灭菌注射用水至 2/3 或 1/2 处）。

7. 携用物至患者床旁核对床号、姓名、吸氧时间、吸氧流量。

8. 再次向患者解释吸氧目的及方法。

9. 安装氧气表。

10. 协助患者漱口并用棉签蘸温水清洁患者鼻腔。

11. 洗手，再次核对患者姓名和氧流量。

12. 连接好一次性吸氧管，打开流量开关，调节氧流量，将吸氧管末端浸于温水里有气泡溢出即为吸氧管通畅。

13. 将鼻塞（面罩）置于鼻孔及面部，妥善固定。

14. 再次核对并告知注意事项，记录起始吸氧时间，观察给氧效果。

15. 停止吸氧时核对并解释，询问治疗效果。

16. 取下鼻塞（面罩），关闭流量表，取下氧气装置，清洁患者面颊，取舒适卧位。

17. 告知患者操作已完毕，整理床单位，收拾用物。

18. 洗手，记录。

【难点及重点】

1. 鼻塞受患者呼吸频率、潮气量和呼吸的方式的影响，FiO_2

不恒定，导管易堵塞，对局部黏膜皮肤有刺激性。当氧流量超过 4L/min 时，干燥的氧气可致鼻黏膜干燥、痰液结痂，因此需要进行湿化；当氧流量超过 6L/min 时，多数患者有明显不适感，因此鼻塞给氧不应超过 40% FiO_2。

2. 面罩需要紧贴口鼻周围，氧流量为 6 ~ 10L/min 时，吸入氧浓度能达到 35% ~55%。为防止呼出的 CO_2 在面罩内积聚，要求氧流量不低于 6L/min。适用于缺氧严重而无 CO_2 潴留的患者。患者睡眠时，面罩易因为体位变化而移位或脱落。

【注意事项】

1. 严格遵守操作规程，注意用氧安全，切实做好"四防"，即防震、防火、防热、防油。

2. 供氧应先调节流量，后连接氧气导管；停氧时，应先分离氧气导管接头，再关流量表开关，以免关开倒置，造成大量气体冲入呼吸道损伤肺组织。

3. 用氧过程中观察患者的脉搏、血压、精神状态、皮肤颜色、温度与呼吸方式等有无改善来衡量氧疗效果，还可测定动脉血气分析判断疗效，选择适当的用氧浓度。

（张媛媛　郭海凌）

二、无创正压通气

无创正压通气（NPPV）是指无需建立人工气道的正压通气方式，临床中常通过面（鼻）罩等方法连接患者。临床研究证明，对于急性加重期的慢性阻塞性肺部疾病、急性心源性肺水肿、免疫功能低下并发急性呼吸衰竭的患者，NPPV 可以降低急性呼吸衰竭患者气管插管或气管切开的发生率，减少因此带来的相应并发症，从而改善预后。同时，可在一定程度上减少慢性呼吸衰竭患者对呼吸机的依赖，减少患者的痛苦和医疗费用，提高患者生活质量。

【操作步骤】

1. 核对医嘱及患者。

2. 向患者解释操作目的及方法，取得患者配合。

3. 评估患者有无无创正压通气的禁忌证；对患者进行宣教，其内容包括：无创正压通气的连接和拆除方法；治疗过程中可能会出现的问题及相应措施；指导患者放松，有规律地呼吸，以便人机协调；指导患者一旦出现不适及时通知医务人员。

4. 洗手，戴口罩。

5. 协助患者摆放舒适体位，最常用为半卧位。

6. 根据患者的脸型、口腔支撑能力及配合程度选择适合大小及形状的面（鼻）罩。

7. 清洁面部皮肤，以面（鼻）罩轮廓粘贴皮肤保护膜以对患者面部可能受压部位皮肤进行保护。

8. 将合适面（鼻）罩置于患者面部，用头带将面（鼻）罩固定。

9. 调节面（鼻）罩位置和固定带松紧度，固定带松紧度以可插入 1~2 根手指为宜；面（鼻）罩若有移位及时调整。

10. 协助医生调节好呼吸机参数设置后，将呼吸机管路与患者面（鼻）罩相连接。

11. 观察呼吸机监测参数和患者的舒适度，调整头带松紧以保证漏气量最小。

12. 将呼叫器置于患者手中，嘱咐患者一旦出现不适及时通知医务人员。

13. 告知患者操作已完毕，协助患者取舒适卧位。

14. 整理床单位，收拾用物。

15. 洗手，记录无创正压通气参数。

16. 无创通气过程中，密切监测患者的生命体征及呼吸机的监测参数；评估患者的耐受及配合程度；随时调整固定带松紧度。

【难点及重点】

1. 应用 NPPV，患者必须具备以下基本条件：较好的意识状态、咳痰能力、自主呼吸能力、血流动力学稳定和良好的配合 NPPV 的能力。

2. 持续气道正压和双水平正压通气是最常用的两种通气模式，后者最为常用。BIPAP 的参数设置包括吸气压（IPAP）、呼气压（EPAP）及后备控制通气频率。

3. 面（鼻）罩使无效腔量增加，有可能造成二氧化碳重复吸入而致二氧化碳潴留，普通面罩的无效腔量大约是 250ml，鼻罩约为 150ml。因此在无创正压通气过程中应进行动脉血气采样以监测动脉血中二氧化碳分压。

4. NPPV 治疗过程中，应关注患者痰液黏稠度，加强患者气道湿化。《2012AARC 气道湿化指南》建议 NPPV 患者进行主动的湿化，从而增加患者的依从性和舒适度。

【注意事项】

1. NPPV 需要患者的合作，强调患者的舒适度。加强对患者的宣教以消除患者恐惧心理，提高患者依从性和配合能力。

2. 配戴面（鼻）罩的过程会影响患者舒适度，建议在吸氧状态下先佩带面（鼻）罩再连接呼吸机管路，以避免因在较高的吸气压力状态下佩戴面（鼻）罩给患者带来的不适。

3. NPPV 实施过程中密切监测患者的腹部体征变化，指导患者行 NPPV 过程中尽量避免说话或张口呼吸，以避免胃胀气。必要时可留置胃管并持续开放或者负压引流以减轻胃胀气。

4. 痰液阻塞往往会影响 NPPV 的疗效，不利于控制肺部感染。因此，在 NPPV 治疗期间应鼓励患者间歇主动咳嗽排痰。

5. 漏气是实施 NPPV 过程中最常见的问题。漏气会导致呼吸机触发困难、人机不同步和气流过大等，影响治疗效果。因此护士需关注呼吸机监测参数，检查是否存在漏气并及时调整面（鼻）罩的位置和固定带的松紧度。

6. 部分患者对面（鼻）罩有恐惧心理，常出现紧张、焦虑甚至不接受 NPPV 治疗。合适的教育和解释能减轻或消除恐惧，音乐疗法也能够减轻患者焦虑以提高依从性。

（罗红波　郭海凌）

三、机械通气

机械通气开始仅作为肺脏通气功能支持治疗手段，目前已发展到涉及气体交换、呼吸做功、肺损伤、胸腔内器官压力及容积环境、循环功能等多方面的重要干预措施，并主要通过提高氧输送、保护肺脏、改善内环境等途径成为治疗多器官功能障碍综合征（MODS）的重要治疗手段。

【操作步骤】

1. 核对医嘱及患者。

2. 向患者解释操作目的及方法，取得合作。

3. 评估患者气道情况、人工气道类型（经鼻或经口气管插管、气管切开）。

4. 洗手、戴口罩。

5. 准备用物（500ml 灭菌注射用水、500ml 盐水、冲洗负压管用小碗、可调节输液器、小红桶及含氯消毒剂 500mg、气囊压力表、牙垫、气管插管固定胶布）并检查其有效期。

6. 呼吸机在使用前应检查其工作性能及运作情况，医生用膜肺与呼吸机连接进行试通气，确认呼吸机无异常。

7. 检查压缩空气气源和氧气气源，开启主机开关，医生根据患者病情、体重、性别预设呼吸模式及各参数等，调整参数报警的上下限，如潮气量、分钟通气量、气道压等，保证呼吸机处于完好备用状态。

8. 向患者解释使用呼吸机的目的及安全性，建立有效静脉通路，根据情况双手适当约束。

9. 正确连接呼吸机管路与患者的人工气道，听诊两侧肺部呼吸音是否对称，用蝶形胶布有效固定气管插管，开启加温装置并加入灭菌注射用水至标记线内，评估气道情况，选择合适温度。

10. 用呼吸机管路固定架妥善固定呼吸机管路，防止牵拉，使呼吸机管路低于人工气道，且回路端的集水罐处于最低位置，以进行有效的冷凝水引流。呼吸机管路保持连接紧密，无漏气。

11. 使用呼吸机后监测动脉血气分析，严密监测各项生命体征的变化，尤其是氧和、呼吸等情况。

12. 保持呼吸道通畅，按需吸痰，吸痰前后常规予纯氧吸入 2 分钟。

13. 清醒患者，宣教人工气道的重要性，并将呼叫器交给患者。

14. 告知患者操作已完毕，整理床单位，收拾用物。

15. 洗手，准确记录呼吸机参数，密切观察呼吸机的工作状态，确保其正常运行，医生调整呼吸机参数后及时记录。

16. 心理护理：清醒患者，进行健康宣教，采取有效的交流方式和示意方法，如写字板、认字板、图示，方便患者表达自己的想法和要求，实现护患间的有效沟通。

【重点与难点】

1. 预防 VAP 发生，患者如无特殊体位要求，床头应抬高 ≥ 30°～45°；加强对镇静的评估，避免镇静过浅或过深；吸痰时严格无菌操作；加强口腔护理等。

2. 定时评估气道情况、湿化罐温度。合理温湿化，利于痰液引流。

3. 根据气管插管型号，选择合适的吸痰管，保持呼吸道通畅，及时吸净气道及口鼻腔分泌物，同时结合肺部物理治疗。

4. 患者自主呼吸与呼吸机对抗，及时查找原因，调整呼吸模式，必要时给予镇静剂或肌松剂。

5. 评估患者情况，适当给予镇静、镇痛，减少患者不适，预防患者意外拔管。

6. 熟练掌握呼吸机各种报警原因及处理方法。

【注意事项】

1. 气囊压力维持 25～30cmH$_2$O，需用气囊压力表每 4 小时进行一次监测，若出现压力不足或气囊漏气情况查找原因并及时处理，必要时更换人工气道。

2. 冷凝水及时倾倒，防止逆灌回气道。呼吸机下准备 500ml

容积的小桶，内放置含氯消毒剂 500mg（用少量水溶解），用于倾倒冷凝水。

3. 呼吸机报警后要立即检查报警原因并通知医生做出相应的处理。

4. 呼吸机参数必须由医生设定及调节。

5. 床旁备有简易呼吸器及氧气吸入装置。

6. 若发生停电或呼吸机突然发生故障，应立即将患者的人工气道与呼吸机脱离，用简易呼吸器接墙壁氧源为患者进行人工呼吸，通知医生检查处理故障或更换备用呼吸机。

（王金阁　郭海凌）

四、呼吸机撤离

ICU 机械通气的撤离是呼吸机应用成败的关键，研究显示 ICU 患者撤机时程序化可能减少机械通气时间、降低呼吸机相关肺炎等并发症的发生。

【操作步骤】

1. 核对医嘱及患者。

2. 向患者解释操作目的及方法，取得合作。

3. 评估患者年龄、意识、合作情况、咳嗽反射能力及分泌物的量、气管插管时间、既往有无肺部疾病、呼吸情况，确保患者具有气道保护作用的时候，才可以拔出气管插管。

4. 洗手，戴口罩。

5. 准备用物：雾化面罩或双鼻导管、灭菌注射用水、10ml 注射器、氧气表头及湿化罐。

6. 患者要有以下条件：需要机械通气的病因改善，正常的血流动力学、有自主呼吸，$Fio_2 \leqslant 40\% \sim 50\%$，且 $Pao_2 > 150 \sim 200mmHg$，$PEEP \leqslant 5 \sim 8cmH_2O$。

7. 向患者解释脱机过程。

8. 开始脱机训练，T 管或人工鼻吸氧。

9. 30 分钟后抽血查动脉血气分析。

10. 患者取半卧位，吸净气管插管及口鼻腔分泌物，做漏气试验，漏气试验阳性可拔除气管插管。

11. 揭去气管插管固定胶布，嘱患者深呼吸，用 10ml 注射器抽掉气囊内的气体，然后轻轻拔出气管插管，边拔除边吸引，吸痰管至口腔处停顿一下，吸净残余口腔分泌物，给予面罩或双鼻导管吸氧，遵医嘱雾化面罩加入灭菌注射用水湿化气道或用 850 湿化，同时关闭呼吸机。

12. 拔管过程中严密监测血氧饱和度、心率、呼吸频率和血压。

13. 拔管后观察患者呼吸及痰液引流情况。

14. 告知患者操作已完毕，协助患者取舒适卧位，整理床单位，收拾用物。

15. 呼吸机悬挂污染牌标志，请呼吸治疗中心更换管路。

16. 洗手、记录。

【重点及难点】

1. 气道高危患者，如困难气道、甲状腺术后、声门水肿、COPD、肺部感染、OSAHS 等，拔除气管插管前后严密观察患者呼吸情况，对症药物治疗，评估气道情况，做好紧急预案，保障患者安全。

2. 长时间气管插管（＞36 小时）或气道高危患者在拔管前建议做漏气实验（cuff leak test）。

（1）气囊漏气试验的操作：充分清除口腔内、气囊上和气管插管内分泌物，选用容量控制的 A/C 模式（VT 10 ml/kg，PEEP 0mmHg）监测吸入和呼出潮气量，保证两者大致相同，将监测波形更换为容量 – 时间曲线。完全排空气囊，呼吸形式稳定后，记录连续 5~6 次呼出潮气量的大小，取其中最小三个数的平均值。将气囊充气，测量并维持合适气囊压，恢复原来参数及模式。

（2）试验结果评价：①定性评估：有或无；②定量评估：漏气量的大小。绝对漏气量 = VTI – VTE，相对漏气量 =（VTI – VTE）/VTI 气囊漏气量的计算。

（3）阳性判断标准：绝对潮气量 < 110ml，相对潮气量 <15%。

（4）结论：cuff leak test 阳性结果预计上气道梗阻（UAO）或再插管具有较高敏感性，阴性结果不能除外 UAO 或再插管的可能性。

【注意事项】

1. 做好肺部物理治疗，定时评估患者痰液引流情况。根据痰液性状及量，选择合适的温湿化，如灭菌注射用水持续雾化吸入或超声雾化，保证痰液引流通畅。

2. 脱机前做好心理护理，双手适当约束，防止气管插管意外滑脱。

3. 出现下列情况时应终止脱机尝试：呼吸频率 > 35 次/分、$90mmHg \leqslant 收缩压 \leqslant 180mmHg$、$SpO_2 \leqslant 90\%$、烦躁、焦虑或大汗。

4. 拔除气管插管后应保持半卧位，并密切监测其有无急性气道梗阻情况。

5. 拔除气管插管后，特殊患者可能需要无创通气或高流量吸氧过渡，应准备好所需仪器设备及应急准备。

（王金阁　郭海凌）

【参考文献】

[1] 刘大为. 实用重症医学［M］. 北京：人民卫生出版社，2010.

[2] 中华医学会呼吸病学分会呼吸生理与重症监护学组. 无创正压通气临床应用专家共识［J］. 中华结核和呼吸杂志，2009，32（2）：86–98.

[3] 詹庆元，黄絮. 无创正压通气治疗急性低氧性呼吸衰竭的指征［J］. 中华医学杂志，2014，94（38）：2966–2967.

[4] 刘大为，邱海波，严静. 中国重症医学专科资质培训教材［M］. 北京：人民卫生出版社，2013.

[5] 俞森洋. 现代机械通气的监护与临床应用［M］. 北京：中国协和医科大出版社，2000.

[6] 邱海波，杜斌，马遂，等. 生理呼吸功作为呼吸机撤离指标的

临床研究 [J]. 中华结核和呼吸杂志, 1998, 21: 105 - 107.

[7] 王琛, 詹庆元. 机械通气撤离的时机与方法 [J]. 中华医学杂志, 2001, 81: 1022 - 1024.

第三节 气道净化技术

一、体位引流技术

体位引流技术指将患者放于特殊体位, 借助重力作用, 使肺与支气管所存积的分泌物流入较大的气管并咳出体外的方法。它主要适用于支气管扩张、肺脓肿等有大量浓痰的患者; 对高血压、心力衰竭、高龄、极度衰弱、牵引等患者禁忌体位引流。

【操作步骤】

1. 核对医嘱及患者。

2. 向患者解释操作目的及方法, 取得合作。

3. 评估患者 (通过听诊、胸片等检查, 确认分泌物的滞留部位), 并监测生命体征和呼吸状态。

4. 洗手, 戴口罩, 备齐用物。

5. 根据病变部位嘱咐或协助患者采取适当姿势并以枕头适当支托, 使分泌物积聚部位处于最高处 (图 3 - 3 - 1)。

6. 将弯盘或卫生纸置于患者下颌处, 以收集排出的分泌物。

7. 引流前嘱患者深呼吸及咳嗽, 轻轻拍击患者相应部位, 以助脓液引出。

8. 每次引流不应少于 15 分钟, 每日可引流 2 ~ 4 次。当患者感觉疲乏时。停止引流。

9. 引流完毕漱口, 协助清除流出的分泌物。

10. 若尚有其他部位积聚痰液时, 重复步骤 4 ~ 8 项, 必要时给予口腔护理或吸痰。

11. 协助患者躺卧休息。

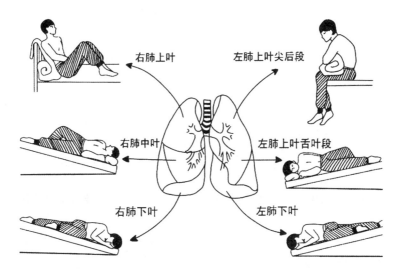

图 3 - 3 - 1 　体位引流

12. 告知患者操作已完毕，整理床单位，收拾用物，按标准预防措施处理排出的痰。

13. 洗手，记录患者分泌物积聚的肺叶呼吸音的变化、呼吸形态和分泌物性状，以及操作过程中患者反应与家属执行程度。

14. 评价体位引流效果。

【难点及重点】

1. 大量咯血、严重心肺功能不全及其他疾病导致全身情况衰弱不能支持此操作时禁做体位引流。

2. 使用呼气压迫法：把手放在可以促使患者排痰的部位，在患者呼气的同时缓慢增加压迫力度；在呼气终了时，施加压力以达到最大呼气的目的。

3. 促进有效咳嗽法：在开始前先进行腹式呼吸然后慢慢深吸气，憋气 2 秒，接着将气体尽最大力量"哈"的一声强行呼出。

4. 体位引流时间：饭后（或暂停鼻饲）2 小时以上；在排痰最多的时段实施。

5. 体位的选择：选择适合分泌物从潴留部位向气管移动的体位。

（1）仰卧位：适用于肺上叶的尖段和前段，肺下叶背段的体位引流。

（2）后倾侧卧位（侧卧位附加向后45°倾斜）：适用于肺中叶和肺上下舌段的体位引流。

（3）侧卧位：适用于两肺下叶的外基段和患侧肺叶的体位引流。

（4）前倾俯卧位（从侧卧位再向前倾斜45°的体位）：适用于右肺上叶后段，左肺下叶背段和内基段以及后基段（用于替代俯卧位）的体位引流。

（5）俯卧位：适用于左肺下叶背段和内基段以及后基段的体位引流。

（6）分泌物的滞留部位不确定，使用其他体位有困难时，可以采取将患侧向上保持40~60°夹角的侧卧位。

【注意事项】

1. 护士要了解病变部位，采取正确体位，才能得到满意的引流效果。

2. 引流应在空腹时进行，饭前引流可影响食欲，饭后易引起恶心和呕吐，故在两餐之间为宜，操作后患者需卧床休息30分钟。

3. 引流的体位必须是患者易于将痰咳出的体位。

4. 在引流过程中密切观察患者有无病情变化及不适反应，如出现心律失常、血压异常等并发症时，立即停止引流，及时通知主管医生予以处理。

5. 注意保暖，勿使患者受凉。

6. 坚持治疗，每日总痰量减少到30ml以下停做。

（李　薇）

二、胸部叩击排痰术

胸部叩击排痰术指用手指叩打胸背部，借助振动，使分泌物松脱而排出体外的方法，即手背隆起、手掌中空，自上而下、由外向内轻轻叩打，边叩边鼓励患者进行咳嗽。

【操作步骤】

1. 核对医嘱及患者。

2. 向患者解释操作目的及方法，取得合作。

3. 评估：患者的年龄、体重、病情、肢体活动能力、心功能情况及叩击体位（坐位或侧卧位）；有无引流管、骨折和牵引等；患者合作能力。

4. 洗手，戴口罩。

5. 听诊肺部痰液积聚状况。

6. 依据痰液积聚部位，协助患者采取适当引流姿势并予以枕头适当支托。

7. 屏风遮挡患者，妥善处理各种管路，固定床脚刹车。

8. 在患者下颌处放置弯盘或卫生纸。

9. 给予患者拍背促进排痰

（1）叩击：五指并拢成空杯状，利用腕力快速有力叩击背部（胸部），重点叩击需要引流的部位，沿着支气管走向由外周向中央叩击，每个部位 3～5 分钟，双手交替拍打或单手叩击，持续15～20 分钟。

（2）叩击原则：从下至上，从外至内。

10. 鼓励患者做深呼吸咳嗽，需要时并予吸痰。

11. 协助患者清除痰液，必要时做口腔护理。

12. 观察痰液的性质、颜色、量，排痰后听诊肺部呼吸音。

13. 协助患者取舒适体位，告知患者操作已完毕，整理床单位，收拾用物。

14. 洗手，记录患者活动前后呼吸音的改变及分泌物清除状况和呼吸形态变化，以及患者的反应和家属的态度。

【难点及重点】

1. 预防呼吸系统疾病，如肺炎、肺脓肿、肺不张等疾病的发生。

2. 用于改善肺部血液循环，产生咳嗽反射，促进机体康复。

3. 对其他疾病或手术前后患者进行呼吸道护理，预防呼吸道感染等并发症的发生。

4. 有活动性内出血、咯血、气胸、肋骨骨折、肺水肿、低血压等禁止叩击背部。

5. 叩击应自边缘到中央顺序进行，手掌要弯曲，以增加共振的力量。

【注意事项】

1. 操作过程中应密切观察病情、生命体征及呼吸情况。

2. 翻身过程中注意患者安全，避免拖拉患者，保护局部皮肤，正确使用床挡，防止坠床和碰伤，对于躁动患者必要时使用约束带。

3. 叩击时间以 15～20 分钟为宜，在餐后两小时或餐前 30 分钟进行，不适宜于婴幼儿及儿童。

4. 为取得较好的引流效果，胸部叩击宜与胸部振动及体位引流联合应用。

5. 若患者能够配合，可在叩击胸部的同时让其咳嗽，以利于痰液的排出，叩击时需避免叩击心脏、乳腺、肾脏和肝脏等重要脏器以及肿瘤部位。

6. 胸部叩击后及时进行呼吸道吸引。

7. 机械通气患者，翻身行胸部叩击时，要注意防止气管插管脱出和通气管路断开，影响患者通气。

（李　薇　乔红梅）

三、空气压缩雾化泵使用技术

空气压缩雾化泵是应用雾化泵，以压缩空气或氧气为动力，将水滴撞击成微小颗粒，使之呈雾化状被气流带走并吸入气道至靶部位起治疗作用的技术。

【操作步骤】

1. 核对医嘱及患者。

2. 向患者解释操作目的及方法，取得合作。

3. 评估患者病情、耐受和配合程度。

4. 用物准备：空气压缩雾化泵、一次性雾化吸入器、遵医嘱准备药物（如生理盐水等）。

5. 患者取坐位，面向空气压缩雾化泵。

6. 将雾化泵置于稳妥位置，连接电源。

7. 使用一次性雾化吸入器，将药液注入雾化吸入器。

8. 连接雾化吸入器至仪器，打开开关。

9. 仪器开始释放雾气时，开始给患者使用。

10. 嘱患者手持手柄，做均匀深呼吸，含住口含嘴用嘴尽量深地吸入雾气。然后用鼻腔将废气呼出，如此反复，做 15~20 分钟。

11. 雾化完毕，取下口含器，关闭电源开关，协助清洁口腔。

12. 为患者做叩背、排痰等体位引流。

13. 将使用过的一次性雾化吸入器清洗干净、晾干，置于患者处备用

14. 告知患者操作已完毕，整理床单位，收拾用物。

15. 洗手，记录。

【难点与重点】

1. 严格执行三查八对，保证用药精确。

2. 嘱患者尽量将手柄正面向上放置，虽因为单向阀门关系药液不会倒流，但吸入器底部接触不到药液会导致无法将药液雾化，从而失去治疗效果。

3. 雾化毕协助患者做叩背排痰等体位引流。

【注意事项】

1. 治疗鼻腔疾病患者用鼻呼吸；治疗咽、喉或下呼吸道疾病患者用口呼吸；气管切开者，对准气管套管自然呼吸。

2. 压缩机放置在平稳处，勿放于地毯或毛织物等软物上。

3. 治疗过程中密切观察患者的病情变化，出现不适可做适当休息或平静呼吸；如有痰液嘱患者咳出，不可咽下。

4. 定期检查压缩机的空气过滤器内芯。

5. 治疗完毕，取下一次性雾化吸入器，消毒备用。

（刘志平）

四、排痰机使用技术

排痰机是一种通过振动而利于痰液咳出的机器。该仪器可实行扣拍与振动两种模式，穿透性强，振动波可穿透皮肤、肌肉和结缔组织，对深部与浅层痰液的排出均有效果。

【操作步骤】

1. 核对医嘱及患者。

2. 向患者解释操作目的及方法，取得合作。

3. 评估患者病情、耐受及配合程度。

4. 洗手，戴口罩。

5. 操作过程

（1）根据患者病情取合适体位。

（2）根据患者的病情、耐受程度选择合适的叩击头。

（3）正确连接叩击头，套上叩击罩。

（4）连接电源，设置频率及时间，频率一般小于 60 次/秒，以 20 ~ 30 次/秒为宜，时间一般以 8 ~ 10 分钟为宜，每天 2 ~ 4 次。

（5）将叩击头放置于肺底部，按照由下向上、由外向内的顺序振动，每个治疗部位至少停留 30 秒，护士一手握把柄，另一手轻轻移动叩击头。

（6）重点治疗部位可相应增加叩击力度及时间。

6. 应用排痰机时观察患者生命体征及主诉情况。

7. 应用排痰机后观察治疗效果，如患者的排痰量、颜色、性质等情况。

8. 告知患者操作已完毕，整理床单位，收拾用物。

9. 洗手，记录。

【难点及重点】

1. 治疗时机的选择：通常治疗应选择在患者餐前 1 ~ 2 小时

或餐后 2 小时，避免患者因食物尚未消化而反复咳嗽导致误吸。使用排痰机前，应用雾化吸入治疗 20 分钟，结束后 5 分钟开始使用排痰机协助排痰。

2. 手法的重要性：操作时，叩击柄上的箭头始终向着支气管，并在痰多部位稍作停留，叩击头避开胃、肠、心脏等器官。

3. 操作过程中的观察：注意观察治疗过程中患者的表情、呼吸、咳嗽、咳痰、心率、血压、血氧饱和度情况，有无憋气、胸闷、呼吸困难等不适。如果操作部位出现出血点、皮肤瘀斑或有新出现的血痰，危重患者出现明显的心率、血压等生命体征的改变，应立即停用。

【注意事项】

1. 使用前应充分了解患者的病情，听诊呼吸音，通过胸片了解肺部感染的部位、患者体质等，以便选择适当的频率、体位及治疗时间。

2. 叩击时始终向着主气管移动，避开胃肠及心脏部位。

3. 操作部位出现出血点、皮肤瘀斑、有新出现的血痰或危重症患者使用过程中出现明显心悸、血压等生命体征的改变，均应立即停止操作。

4. 排痰机禁忌证：皮肤及皮下感染；肺部肿瘤、肺部出血及咯血、未局限的肺脓肿、肺部栓塞及血管畸形；肺结核、气胸、胸腔积液及胸壁疾病；出血性疾病或凝血机制异常有发生出血倾向者；房颤、室颤、心脏内附壁血栓；不能耐受振动的患者。

（钮　安　乔红梅）

五、膨肺吸痰技术

膨肺吸痰法是以简易呼吸器与患者的气管插管相连接，给患者进行人工呼吸，吸气时深而缓慢，随即有 10～30 秒的呼吸暂停，然后快速呼气。

【操作步骤】

1. 核对医嘱及患者。

2. 向患者解释操作目的及方法，取得合作。

3. 评估患者有无吸痰指征，床边未闻及痰鸣音者听诊。

4. 洗手，戴口罩。

5. 检查吸痰管有效期及包装，检查负压装置，连接简易呼吸器。

6. 抬高床头，暂停持续鼻饲肠内营养，取合适卧位。

7. 两人配合，护士甲将简易呼吸器接氧气，开启氧气开关，流量为 10L/min。

8. 护士乙备好吸痰装置，右手带一次性手套连接吸痰管。

9. 护士甲分离呼吸机与气管插管接头。

10. 护士乙按无菌操作吸痰 1 次，时间不超过 15 秒。

11. 连接简易呼吸气囊与气管插管，并根据患者的自主呼吸予以辅助呼吸，潮气量为机控呼吸潮气量的 1.5 倍，频率为 10 ~ 12 次/分，持续 1 ~ 2 分钟。

12. 同时护士乙可拢掌心成空心状态，自患者两侧腋中线自下而上叩击 1 ~ 2 分钟，按无菌吸痰操作吸痰。如此反复数次，直至听诊双肺呼吸音清晰对称为止，接呼吸机辅助呼吸。

13. 听诊呼吸音，观察患者有无不良反应，评价膨肺效果。

14. 告知患者操作已完毕，整理床单位，收拾用物。

15. 洗手，记录。

【难点及重点】

1. 需掌握好膨肺吸痰的时机。

2. 需双人配合，所需要时间较长，过程较普通吸痰复杂。

3. 膨肺吸痰过程中心输出量降低，因此对心功能差的患者应严格掌握适应证。

4. 叩背时严格掌握操作方法，使痰液有效排出。

5. 做好评估，准确掌握潮气量及通气频率。

6. 注意无菌操作。

【注意事项】

1. 膨肺前需彻底吸净呼吸道分泌物，以免将分泌物挤进远端小支气管。

2. 膨肺吸痰对循环有一定影响，期间应注意观察有利于维持良好的气道压力，对肺换气功能以及血流动力学影响较小，对呼吸系统顺应性无影响，使用密闭式吸痰术还可以尽量减少脱机操作从而保证通气，减少肺不张的发生。

3. 操作过程中应密切观察患者的心率、心律、血压、血氧饱和度和吸痰时的反应，有无发绀情况等。

4. 膨肺时间为 2 分钟，膨肺吸痰过程中要严密监测生命体征的变化，如患者出现不适，应立即停止操作。

5. 操作前半小时禁食，防止操作中患者反流、误吸。

6. 严格执行无菌操作。

（拓丽丽）

六、开放式吸痰技术

开放式吸痰技术是利用机械吸引，经口、鼻腔或人工气道将呼吸道分泌物吸出，保持呼吸道通畅，预防吸入性肺炎、肺不张的一种方法。适用于无力咳嗽、年老体弱、危重、昏迷、气管切开、麻醉未清醒等各种原因所致的不能有效自主咳嗽的患者。

【操作步骤】

1. 核对医嘱及患者。

2. 向患者解释操作目的及方法，取得合作。

3. 评估患者有无吸痰指征，做到适时、按需吸痰。

4. 洗手，戴口罩。

5. 吸痰前给予吸纯氧 2 分钟，观察氧饱和度。

6. 检查吸痰管的包装、型号及有效期、检查负压装置。

7. 打开吸痰管包装，取出无菌手套，戴无菌手套。

8. 保持右手无菌，取出吸痰管。

9. 连接负压吸引装置。

10. 打开双旋转三通盖帽，将吸痰管无负压状态迅速并轻轻地经双旋转三通插入气管插管内，当遇到阻力时退回 1～2cm，放开负压，边旋转上提边吸引，痰多时稍作停留，时间小于 15 秒。

11. 吸痰过程中观察生命体征及痰液的性质、量、颜色。

12. 吸痰后，关闭三通盖帽。

13. 回吸生理盐水冲管，将吸痰管缠绕手中，翻折右手手套，扔入医用垃圾袋。

14. 给予 2 分钟纯氧吸入。

15. 再次听诊呼吸音，观察患者有无不适反应，协助患者取舒适体位。

16. 告知患者操作已完毕，整理床单位，收拾用物。

17. 洗手，记录。

【难点及重点】

1. 吸痰的指征：直接观察到气管导管内有分泌物、肺部听诊大气道可闻及痰鸣音。机械通气监测：高压报警、低潮气量报警、流速 – 曲线监测呈锯齿状改变。氧饱和度下降或呼吸频率过快、心率加快。

2. 负压应选择能够吸出痰液的最小压力，建议吸引器负压 <
159mmHg。如果痰液黏稠可适当增加吸引的负压。

3. 吸痰前后给予纯氧吸入 2 分钟。

4. 吸痰时间不超过 15 秒。

5. 吸痰，已提出的吸痰管避免再次进入人工气道；如需再次吸引需更换痰管重新吸引。

【注意事项】

1. 严格无菌操作，插管动作轻柔、敏捷。

2. 吸痰时动作要轻、稳、准、快，切不可动作粗暴导致气道黏膜出血。一次吸痰时间不宜超过 15 秒，吸痰间隔予以纯氧吸入。

3. 吸痰管直径以小于各种气管内套管内径的 1/2 为宜，负压不可过大，进吸痰管时不可给予负压，以免引起气道损伤。

4. 观察痰液的性质、颜色、量，判断痰液的黏稠度。

5. 痰液黏稠可配合雾化吸入、叩击等方法，不推荐气道内滴入湿化。

6. 吸痰管一次性使用，避免交叉感染。

7. 痰液收集器内吸出液达容积的 2/3 时，应及时更换。

8. 病情危重，分泌物多，对缺氧耐受差，吸痰时不宜一次吸净，应分次吸痰（间隔时间应大于 3 ~ 5 分钟）或使用密闭式吸痰管。

9. 吸痰过程中应当密切观察患者的病情变化，如有心率、血压、呼吸、血氧饱和度发生明显改变时，应当立即停止吸痰，接呼吸机通气并给予纯氧吸入。

（乔红梅）

七、密闭式吸痰技术

使用密闭式吸痰技术有利于维持良好的气道压力，对肺换气功能以及血流动力学影响较小，对呼吸系统顺应性无影响；使用该技术还可以尽量减少脱机操作从而保证通气，减少肺不张的发生。

【操作步骤】

1. 核对医嘱及患者。

2. 向患者解释操作目的及方法，取得合作。

3. 吸痰前评估

（1）患者有无吸痰指征。

（2）对于神志清楚者，向其解释操作的目的、方法，吸痰过程中可能产生的问题，取得合作。

（3）吸痰前给予高浓度氧气吸入 2 分钟，以提高血液中的氧气含量，防止吸痰时产生缺氧情况。

（4）协助患者采用半坐卧位，头侧向一方。

（5）吸痰前给予高浓度氧气吸入 2 分钟，以提高血液中的氧气含量，防止吸痰时产生缺氧情况。

4. 洗手，戴口罩。

5. 吸痰时

（1）一手握着可旋转接头，另一手执吸痰管外薄膜封套用拇指及示指将吸痰管移动插入气管插管或气管切开套管内所需的深度，并按下控制钮吸痰。

（2）监测痰液的颜色、性状和量，鼓励患者咳嗽，促进痰液排出。

（3）吸痰完成后，缓慢地抽回吸痰管，直到看到吸痰管上的黑色指示线为止。

（4）经冲水口注入无菌生理盐水，按下控制钮，以便清洗导管内壁。

6. 吸痰后

（1）吸痰后再次给予高浓度氧气吸入 2 分钟，并将氧浓度调回原来的浓度。

（2）观察患者呼吸、脉搏、血压、皮色及血氧饱和度等变化情况。

（3）机械通气的患者吸痰后应检查各项参数。

（4）告知患者操作已完毕，整理床单位，收拾用物。

（5）洗手，记录。

【难点及重点】

1. 密闭式吸痰装置安装准确，连接牢固，保证呼吸机有效通气。

2. 动作轻柔，稳、准、快，每次抽吸时间不超过 15 秒。

3. 负压应选择能够吸出痰液的最小压力，建议吸引器负压 < 150mmHg。如果痰液黏稠可适当增加吸引器的负压。

4. 吸痰管到达适宜深度前避免负压，逐渐退出的过程中提供负压。

5. 吸痰过程中密切观察患者病情变化，尤其要注意血氧饱和度和心电变化，防止心跳骤停及严重缺氧。

6. 痰液收集器内吸出液达容积的 2/3 时应及时更换，以免影响痰液吸引。

【注意事项】

1. 吸痰时应密切观察患者的生命体征、血氧饱和度和吸痰时的反应，有无发绀情况。当心率明显减慢或血氧饱和度下降至

90% 以下时，应立即停止吸痰并给予高浓度氧气吸入，进一步观察病情变化。

2. 观察痰液的颜色、性质、量和黏稠度，正确记录。

3. 严格无菌技术操作。

4. 吸痰前整理呼吸机管路，倾倒冷凝水。

5. 注意吸痰管插入是否顺利，遇到阻力时，应分析原因，不得粗暴操作。

6. 密闭式吸痰管应专人专用，定期更换，并做好日期标志，但在受到痰液、血渍等明显污染时应及时更换。

（乔红梅）

【参考文献】

[1] 王惠琴，金静芬. 护理技术规范与风险防范流程［M］. 杭州：浙江大学出版社，2010.

[2] 王保国. 麻醉科诊疗常规［M］. 北京：中国医药科技出版社，2012.

[3] 中华人民共和国卫生部，中国人民解放军总后勤部卫生部. 临床护理实践指南［M］. 北京：人民军医出版社，2011.

[4] 贾灵芝. 实用 ICU 护理手册［M］. 北京：化学工业出版社，2012.

[5] 成守珍. 高明榕. ICU 临床护理思维与实践［M］. 北京：人民卫生出版社，2012.

[6] 王辰. 呼吸治疗教程［M］. 北京：人民卫生出版社，2010.

[7] 韩丽梅，张红伟，等. 护理学综合研究（上册）［M］. 北京：中国科学技术出版社，2008.

[8] 王欣然，杨莘，韩斌如. 急危重症护理手册［M］. 北京：北京科学技术出版社，2012.

[9] 成守珍. ICU 临床护理指引［M］. 北京：人民军医出版社，2013.

[10] 周娟. ICU 机械通气患者应用膨肺吸痰的效果观察［J］. 护士进修杂志，2012，3（27）：562.

[11] 张朝晖，袁红萍，刘静兰，等. 定时与按需膨肺吸痰在机械通

气患者中应用的对比研究 [J]. 护理研究, 2014, 32 (4)：471 - 473.

[12] 贾灵芝. 实用 ICU 护理手册 [M]. 北京：化学工业出版社, 2012.

[13] 李亚玲, 袁杰, 冯晓敏. 外科护理技能实训教程 [M]. 西安：第四军医大学出版社, 2011.

[14] 刘增省, 庞国明. 基层医师急诊急救指南 [M]. 北京：中国医药科技出版社, 2013.

第四节　胃肠外营养输注系统护理

一、留置针的应用

静脉留置针又称静脉套管针，其核心组成部件包括可以留置在血管内的柔软的导管/套管，以及不锈钢的穿刺引导针芯。使用时将导管和针芯一起穿刺入血管内，当导管全部进入血管后，回撤出针芯，仅将柔软的导管留置在血管内从而进行输液治疗。

【操作步骤】

1. 核对医嘱及患者。

2. 向患者解释操作的目的及方法，取得合作。

3. 评估患者的一般情况、合作程度、自理能力及血管情况，选择粗直、弹性好、血流丰富的前臂血管，避开静脉瓣和关节。选择合适的留置针型号，在满足输液需要的同时，选择最短、最细的导管。所选择的静脉必须能够容纳导管的长度并至少是导管粗细的 2 倍以上以保障充分的血流，并满足静脉输液治疗。

4. 洗手，戴口罩。

5. 准备用物并检查用物的有效期：输液瓶（玻璃瓶、塑料袋、塑料瓶），输液器，透明贴膜，连接配件（可来福），留置针，安尔碘，棉签，止血带，垫巾，污物碗。

6. 推治疗车至患者床，核对并解释。

7. 协助患者取舒适、安全卧位。

8. 将输液瓶挂于输液架上，第一次排气至输液器乳头处，连接输液器与留置针，并排气。

9. 扎止血带：嘱患者握拳，选择血管，松止血带，消毒穿刺部位直径为 8cm。

10. 在穿刺部位上 10cm 处扎止血带，进行第二次消毒，第二次排气，再次核对。

11. 穿刺：垂直向上移除护针帽，左右松动针芯，绷紧皮肤，直刺静脉，以 15°~30° 进针，进针要慢，见回血后再进针 0.2cm，一手持针座，一手退针芯，将导管全部送入静脉内。

12. 松开止血带，调节滴速，再次核对。

13. 无菌透明贴膜以穿刺点为中心妥善固定。U 形固定，与血管平行。输液接头（肝素帽）端高于导管尖端水平，Y 形接口朝外。

14. 记录穿刺日期、操作者。标记穿刺日期、时间，操作者姓名，标签完全覆盖隔离塞。

15. 整理用物，按医疗垃圾分类处理用物。告知患者操作已完毕。

16. 洗手，记录。

【难点及重点】

1. 绷紧皮肤，直刺静脉，以 15°~30° 进针，进针要慢，见回血后再进针 0.2cm，一手持针座，一手退针芯，将导管全部送入静脉内。

2. 穿刺失败的原因：穿刺时角度过大刺破血管；因经验不足，见到回血后因担心刺破血管而不再进针便将针芯后退，而此时套管口可能未进入血管或者只有少许进入，导致套管推进困难；见回血后进针太多而刺破血管壁；穿刺前未松动套管，撤针芯时将套管带出；因固定不妥导致套管扭曲、滑落。

3. 操作者要具有良好的心理状态。

【注意事项】

1. 封管：输液完毕应用肝素盐水或生理盐水脉冲式正压封

管；用量：导管及附加装置容积的 2 倍。

2. 并发症的观察

（1）静脉炎：即静脉壁内膜的炎症，分为机械性静脉炎、化学性静脉炎、细菌性静脉炎、血栓性静脉炎、拔针后静脉炎五种。美国静脉输液护理协会（INS）关于静脉炎的分级标准：

0 级：没有症状；

1 级：输液部位发红伴有或不伴有疼痛；

2 级：输液部位疼痛伴有发红和或红肿；

3 级：包括 2 级、条索状物形成、可触摸到条索状的静脉；

4 级：包括 3 级、可触及的条索状静脉长度大于 2.45cm、有脓液流出。

（2）导管堵塞：血液或药物在静脉导管内形成栓子造成的堵塞。

（3）导管栓塞：导管破损并脱落进入循环系统，可移至胸腔，位于肺动脉或右心室。

（4）空气栓塞。

3. 日常维护：留置针留置肢体避免过度活动。

（郭春蕾　何　茵）

二、经外周中心静脉导管留置技术

经外周中心静脉导管留置技术（peripherally inserted central catheters，PICC）是经上肢贵要静脉、肘正中静脉、头静脉、肱静脉、颈外静脉（新生儿还可以通过下肢大隐静脉、头部颞静脉、耳后静脉）穿刺置管，其尖端位于上腔静脉或下腔静脉的导管。

【操作步骤】

1. 置管前评估

（1）观察患者皮肤及浅表静脉情况。

（2）观察患者的心理反应。

（3）向患者解释留置 PICC 的目的、方法、置管过程及置管后应注意的事项。

（4）获得医嘱及 X 线检查单。

（5）签署知情告知书。

（6）与患者交流，嘱患者排尿、排便。

2. 操作前准备

（1）环境清洁，光线充足，保证患者舒适、安全。

（2）洗手，戴口罩。

（3）物品准备

1）PICC 套件一个；超声系统 1 台及相关附件。

2）无菌物品：无菌生理盐水、20ml 注射器 2～3 支、2% 利多卡因 1 支、1ml 注射器 1 支、输液接头 1 个。

3）PICC 穿刺包（纸尺 1 条、垫巾 1 块、压脉带 1 根、无菌手术衣 1 件、治疗巾 1 块、孔巾 1 块、大治疗单 1 块、无菌手套 2 副、镊子 2 把、直剪 1 把、纱布 6 块、大棉球 10 个、弯盘 3 个、10×12 透明敷料、无菌胶布 2 块）。

4）其他必需品：基础治疗盘（含碘剂、75% 酒精）、止血带、胶布、砂轮 1 个。

5）根据需要准备：弹力绷带。

3. 操作步骤

（1）摆体位，患者平卧，术侧手臂外展 90 度。暴露穿刺区域，根据病情，患者可戴口罩、帽子。

（2）扎上止血带，涂抹超声耦合剂，用超声系统查看双侧上臂，选择最适于置管的血管。

1）正确使用探头：将超声探头垂直于血管（拇指和食指握紧探头，小鱼际肌和探头均平放轻贴于模拟血管，使探头与模拟血管垂直）。

2）握探头力度：以血管成圆形为合适，如果变为椭圆形提示用力过大。使静脉血管的前后壁都清晰显像，避免选择硬化和有血栓的静脉。

3）如果可能的话，尽量选择患者非利手一侧进行穿刺。

4）避免在可能发生侧支循环的肢体（如可能发生淋巴水肿和静脉堵塞的肢体）穿刺。

5）选择肘部以上穿刺，避免日后肘部活动影响导管使用。

6）选择静脉及穿刺点

①根据患者的静脉情况，首选贵要静脉；其次为肱静脉，最后为头静脉。

②穿刺点的选择：前臂肘上。

③松开止血带。

（3）测量定位：先消手，打开 PICC 置管包，夹层取出防水垫巾置于患者手臂下，取纸质尺子，测量置管长度及臂围。

1）上控静脉测量法：术侧手臂外展与躯干呈 45～90°，从预穿刺点沿静脉走向到右胸锁关节再向下至第三肋间隙。

2）测臂围：肘窝以上 10cm 处（患儿 5cm）。

3）记录。

（4）建立无菌区

1）免消毒液洗手，夹层处取出第一副无菌手套。

2）打开 PICC 置管包最后一层，完全打开置管包。

3）取出消毒盘，并将无菌隔离衣、第二副手套至于置管包内边缘。

（5）穿刺点的消毒

1）助手协助抬高患者置管侧手臂，以穿刺点为中心环形消毒，先 75% 酒精 3 遍（顺、逆及顺时针）直径≥20cm（推荐整臂消毒）。

2）75% 酒精待干后，再用碘剂消毒 3 遍（方法及范围同酒精），待干。

3）铺治疗巾于患者臂下，放无菌止血带。

（6）脱手套，洗消手，穿无菌手术衣，更换第二副无菌手套，助手协助冲洗无菌手套后用干纱布擦干。

（7）铺大治疗单及孔巾，保证无菌区足够大。

（8）助手按无菌原则投递 PICC 穿刺套件、注射器、输液接头等到无菌区内。20ml注射器抽吸满生理盐水，1ml注射器抽吸2%利多卡因。

（9）按无菌原则打开PICC穿刺套件预冲所有的管腔并湿润支撑导丝，生理盐水浸润导管，预充输液接头。

（10）准备好插管鞘套件，去掉导引导丝前端的蓝色外套帽，拉出部分导引导丝，使其外露长度比穿刺针长2cm（约等于导丝前段柔软部分）。

（11）超声准备及静脉穿刺

1）将超声探头放在支架上，涂抹一层无菌耦合剂。

2）为超声探头套上无菌罩（注意：市售探头无菌罩含有乳胶，天然乳胶有可能引起患者过敏反应）。

①使用插管套装里的无菌耦合剂涂抹在超声探头上，确保套袖已经卷起。

②将套袖套在探头上，注意不要把耦合剂抹去。

③将探头和电缆套入套袖。

④将耦合剂与套袖充分贴合，不要有气泡。

⑤使用松紧带固定套袖。

⑥隔着套袖在探头上再涂抹一层耦合剂。

3）扎止血带：在上臂扎止血带，使静脉充盈，嘱患者握拳。

①根据血管距离皮下的深度选择合适的导针架（若血管中心不在标准刻度上，则宁浅勿深）。

②将导针架安装到探头上（安装好导针架后可将探头前后稍倾斜而调节进针深度）。

③将导针架大头推至导针架上，使其咬合在导针架的沟槽上。

④将针尖斜面垂直于探头，放入导针架，将针稍退回，使其不要超过导针架。

⑤将探头放在手臂上，使导针架贴紧皮肤。

⑥将探头垂直于目标血管，并使其显像于超声仪屏幕上，将血管移至屏幕中心的圆点标记上。

4）穿刺针行血管穿刺

①穿刺针斜面朝上，将探头垂直于模拟血管，将血管移至屏幕中心标记线上；眼睛看着超声屏幕，一边用手缓慢穿刺，当针触到目标血管时，可以在屏幕上看到针尖挤压血管上壁，一旦针尖刺破血管，血管壁会恢复到原来的状态。

②观察回血，良好的回血为均匀往外一滴滴冒。

③注意观察回血的性质非常重要，这有助于判断是否准确刺入静脉而非动脉，比如血液的颜色和是否有搏动式血流，这些特征即便是在低血压患者身上也非常容易判断。

④固定好穿刺针，将探头往后倾倒，使穿刺针与导针架分离。

5）递送导丝

①固定好导丝前段，避免晃动（注：将导丝头段轻触左手手背），将预外露部分导丝递送进穿刺针，并固定。

②将穿刺针连同导丝放平，松止血带。

③取下导丝圆盘保护套均匀递送导丝，直至体外保留 10 ~ 15cm，将穿刺针缓慢撤出，只留下导丝在血管中。

（12）穿刺点处局部麻醉，以 2% 利多卡因 0.1 ~ 0.2ml 皮内注射。

（13）扩皮刀沿导丝上方做皮肤切开以扩大穿刺部位，注意不能切割到导丝。

（14）放置微插管鞘

1）将导丝末端放于左手食指指腹，沿导丝送入插管鞘。

2）将微插管鞘沿着血管走形方向边旋转插管鞘边用力向前推进，使插管鞘完全进入血管内。

（15）撤出导丝

1）方法 1：拧开插管鞘上的锁扣，分离扩张器、插管鞘，同时将扩张器和导丝一起拔出，检查导丝的完整性。

2）方法 2：将导丝回纳到导丝圆盘内，观察回血（若未见回血，可接注射器回抽），再拧开插管鞘上的锁扣，分离扩张器、插管鞘。

（16）置入导管

1）左手按压插管鞘末端处上方的静脉止血，大拇指置于插管鞘开口处。

2）将导管自插管鞘内缓慢、短距离、匀速置入。

3）导管进入约 10cm 时，嘱患者将头转向静脉穿刺侧，并低头使下颌贴近肩膀，以防止导管误入颈静脉。

（17）撤出插管鞘：置入导管至预定长度时，撤出插管鞘，使其远离穿刺口，撕裂插管鞘继续置入导管，均匀、缓慢地将导管放置测量深度。

（18）使用超声系统查看置管侧颈内静脉以排除导管颈内静脉异位。

（19）撤出导管内导丝：分离导管和金属柄；左手轻压穿刺点固定导管，右手缓慢匀速撤导丝。

（20）修剪导管长度：导管体外预留 7cm，不要剪出斜面和毛碴。

（21）安装连接器：套减压套筒；连接导管与连接器翼型部分的金属柄，导管要推进到底，不能起褶；将翼型部分的倒钩和减压套筒上的沟槽对齐，锁定。

（22）抽回血：打开拇夹，抽回血，在透明延长管处见到回血即可（多腔导管则每个腔都要抽回血）关闭拇指夹，撤出注射器，连接输液接头。

（23）连接肝素盐水进行封管，注射器连接输液接头时，需将注射器乳头插入输液接头并顺时针旋转 45 度或者直到摩擦力将两者连接紧密，脉冲式冲管。撤出注射器。注意：①正压封管后需断开输液接头和注射器连接时，先握住输液接头，然后逆时针旋转注射器，直到松动；②正压封管后（多腔导管则每个腔都要冲洗），夹闭拇指夹。

（24）撤孔巾，清理干净穿刺点及周围皮肤的血渍。

（25）思乐扣固定法

1）用酒精清洁穿刺点以外的周围皮肤，待干。

2）涂抹皮肤保护剂，待干 15 秒。

3）按思乐扣上箭头所示方向（箭头应指向穿刺点）摆放思乐扣。

4）将导管安装思乐扣的立柱上，锁定纽扣。

5）依次撕除思乐扣的背胶纸，将思乐扣贴在皮肤上。

6）穿刺点上方放置小方纱，10cm＊12cm 透明敷料无张力粘贴，透明敷料应完全覆盖住思乐扣。

7）胶带蝶形交叉固定贴膜下缘，再以胶带横向固定。

8）胶带横向固定延长管。

（26）整理用物，脱手套。

（27）在胶布上注明穿刺者姓名、穿刺日期和时间。

（28）根据需要弹力绷带包扎。

（29）协助患者活动手臂。

（30）再次查对，向患者交代有关注意事项；处理用物，七步洗手法洗手。

（31）X 线检查：X 线片确定导管尖端位置并记录检查结果。

4. 填写《PICC 长期护理手册》，记录置入导管的长度、胸片位置；导管的型号、规格、批号；所穿刺的静脉名称、双侧臂围；穿刺过程描述是否顺利，患者是否有任何不适的主诉等。

5. 向患者或家属解释日常护理要点并确认。

【难点及重点】

1. 酒精面积大于碘伏面积；消毒后铺无菌单，建立最大无菌屏障。

2. 送入导管时动作不可过快、过猛。

3. 将思乐扣皮肤保护剂涂抹后，要充分待干才可贴思乐扣。

【注意事项】

1. 接受乳房根治术或腋下淋巴结清扫的术侧肢体、锁骨下淋巴结肿大或有肿块侧、安装起搏器侧不宜进行同侧置管，患有上腔静脉压迫综合征的患者不宜进行置管。

2. 宜选择肘部或上臂静脉作为穿刺部位，避开肘窝、感染及有损伤的部位；新生儿还可以选择下肢静脉、头部静脉和颈部静脉。

3. 有血栓史、血管手术史的静脉不应进行置管；放疗部位不宜进行置管。

（高 非 何 茵）

三、经外周中心静脉导管维护技术

经外周静脉置入中心静脉导管（peripherally inserted central catheters，PICC）是经上肢贵要静脉、肘正中静脉、头静脉、肱外静脉、颈外静脉（新生儿还可通过下肢大隐静脉、头部颞静脉、耳后静脉等）穿刺置管，尖端位于上腔静脉或下腔静脉的导管，现已发展成为一种方便、有效、安全的置管技术，更是患者重要的"生命线"。PICC 导管的维护是直接影响导管留置的重要环节，规范的 PICC 导管维护可以降低并发症的发生，提高输液安全性、护理服务质量和患者满意度。

【操作步骤】

1. 核对医嘱及患者。

2. 向患者解释操作目的及方法，取得合作。

3. 评估 PICC 导管穿刺点有无红肿、渗血、渗液；导管有无移动，是否脱出或进入体内；贴膜有无潮湿、脱落、污染及其有效期。

4. 洗手、戴口罩、戴帽子。

5. 准备并检查用物（PICC 换药包：垫巾、75% 酒精，洗必泰/碘伏，无菌手套，无菌通明敷料，无菌生理盐水或肝素盐水/预冲液，无针密闭正压接头，20ml 注射器，治疗盘，卷尺，胶布，污物碗，利器盒，快速手消，PICC 维护手册）的有效期，推治疗车至患者床旁，再次核对医嘱。

6. 协助患者取舒适卧位，在穿刺侧肢体下铺垫巾，暴露穿刺部位，测量双侧臂围，距肘窝上 10cm 处。

7. 揭开固定输液接头的胶布，用 75% 酒精消毒皮肤，去除胶迹。

8. 更换输液接头

（1）洗手；

（2）打开输液接头包装，备用；

（3）左手持生理盐水，右手持 20ml 注射器，抽吸 20ml 生理盐水，安装输液接头，预冲输液接头，备用；

（4）卸下旧输液接头；

（5）用酒精棉片消毒导管接头横截面及侧面；

（6）连接新接头。

9. 冲洗导管

（1）使用 20ml 注射器，用脉冲方式冲洗导管；

（2）实行正压封管，并询问患者有无不适。

10. 更换透明敷料

（1）去除透明敷料外胶带；

（2）用拇指轻压穿刺点，沿四周 0° 角平拉透明敷料；

（3）固定导管，自下而上 180° 角去除原有透明敷料；

（4）评估 PICC 导管穿刺点有无红肿、渗血、渗液，体外导管长度有无变化；

（5）洗手；

（6）打开 PICC 换药包，戴上无菌手套；

（7）左手持纱布覆盖在输液接头上，提起导管（注意误将导管脱出），右手持酒精棉棒一根，避开穿刺点直径 1cm 处，顺时针去脂、消毒，取第二根酒精棉棒避开穿刺点直径 1cm 处，逆时针去脂、消毒；取第三根酒精棉棒，消毒方法同第一根，消毒范围直径 15cm，注意每次消毒待干；

（8）取碘伏（洗必泰）棉棒一根以穿刺点为中心顺时针消毒皮肤及导管；取出第二根碘伏（洗必泰）棉棒，先翻转导管，逆时针消毒皮肤及导管；取出第三根碘伏（洗必泰）棉棒再次翻转导管，顺时针消毒皮肤及导管至导管连接器翼形部分，消毒范围大于贴膜敷料面积；调整导管位置，用第一条免缝胶带粘贴白色固定翼，第二条免缝胶带固定导管连接器翼形部分；

（9）保证皮肤、导管及连接处充分待干，并再次检查导管外露长度；

（10）无张力放置透明敷料：透明敷料下缘对齐免缝胶带下缘，放置后先捏牢导管、固定翼及连接器边缘，做好"塑形"，然后按压整片透明敷料，边压边去除纸质内框；

（11）将第三条免缝胶带打两折，蝶形交叉固定连接器翼形部分与透明敷料；

（12）在记录胶带上注明导管穿刺日期、换药日期时间、维护人姓名，贴于透明敷料下缘。

11. 再次核对，收拾用物，脱下手套。

12. 告知患者操作已完毕，整理床单位，协助患者取舒适卧位并告知注意事项。

13. 洗手，填写 PICC 维护记录单。

【难点及重点】

1. 首次更换敷料的时间应在导管置入后 24 小时，以后每 7 天维护一次。

2. 告知患者穿刺部位的肢体避免用力过度或剧烈活动。

3. 告知患者如有贴膜卷边或导管脱出的现象立即到医院就诊。

【注意事项】

1. PICC 封管使用 10ml 以上的注射器。

2. PICC 导管不能用于某些造影检查时，高压注射泵推注造影剂（耐高压导管除外）。

3. 避免在置管侧抽血或测血压。

4. PICC 使用时间不宜超过 1 年，或参照说明书使用。

5. 无菌透明敷料应 7 天更换，无菌纱布应 2 天更换，穿刺部位敷料潮湿、渗血应及时更换，穿刺部位敷料卷边、污染应立即更换。

6. 给药前后宜用脉冲式无菌生理盐水冲管，遇阻力不可强行冲管，应进一步确认导管是否通畅。

7. 严格无菌操作。

（鹿振辉　何　茵）

【参考文献】

[1] 陈荷娣. 静脉留置针透明敷贴引起新生儿皮肤问题的探讨 [J].中国实用护理杂志，2004，20（5）：38.

[2] 经霁，阎秀兰，郭英，等. 浅静脉留置针保护膜更换时间的探讨 [J]. 实用护理杂志，2002，18（16）：47.

[3] 国家卫生计生委. 静脉治疗护理技术操作规范 WS/T433 –2013. 2013.

第五节　胃肠内营养输注系统护理

一、经鼻胃管鼻饲技术

鼻饲（nasogastric gavage）是将导管经鼻腔插入胃内，从管内输注食物、水分和药物，以维持患者的营养治疗的技术。临床上常用的有两种方法，一种为鼻饲管接漏斗灌入或用输液器滴入，另一种是用大号空针缓缓注入，危重患者建议使用鼻饲泵持续泵入。

【操作步骤】

1. 核对医嘱及患者。

2. 向患者解释操作目的及方法，取得合作。

3. 评估患者鼻腔及凝血功能情况。

4. 洗手，戴口罩。

5. 准备并检查用物的有效期，推车至病房，再次核对医嘱。

6. 患者取平卧位或坐位，棉签清洁患者的鼻腔。

7. 备胶布，铺治疗巾，合理放置物品，戴手套，取出胃管避免污染。

8. 测量鼻饲管须放置的长度，记录刻度。

9. 石蜡油润滑胃管前端 15～20cm。

10. 合作患者胃管置入 14～16cm 时嘱其做吞咽动作，昏迷患者胃管插至 15cm 时，托起患者头部，使下颌贴近胸骨柄继续置管，将胃管放置到所需刻度。

11. 检查胃管是否在胃内。

12. 固定胃管于鼻翼和（或）面颊部。

13. 患者取半坐位或床头抬高 30～45°，抽吸胃液，检查胃残留量。

14. 温开水冲鼻饲管湿润管腔，后给予与鼻饲饮食。

15. 鼻饲结束后给予温开水脉冲式冲洗鼻饲管，避免残留，将胃管夹闭并妥善固定。

16. 再次核对。

17. 告知患者操作已完毕，整理床单位，收拾用物。

18 洗手，记录。

【难点及重点】

1. 插管时动作应当轻柔，避免损伤食道黏膜，尤其是通过食道三个狭窄（即环状软骨水平处、平气管分叉处、食管通过膈肌处）时。

2. 置管过程中严格按照放置胃管流程，如遇插管不畅，嘱患者张口，检查胃管是否盘曲在口腔中，不可强行插入，以免损伤黏膜；如患者出现恶心、呕吐，需暂停操作，嘱患者深呼吸或做吞咽动作，待症状缓解后再继续操作；如患者出现呛咳、憋气、心率上升、血氧下降等情况，表示导管可能误入气道，应立即停止操作并将导管拔出，给予患者吸氧，待情况好转后再次重新置管。

3. 鼻饲常见的并发症包括：腹泻、恶心、呕吐、胃潴留、高血糖与低血糖、脱水、误吸、脱管、堵管等要严密监测，积极防范。

4. 监测胃残留量（GRV）：2016 年美国肠外肠内营养学会（ASPEN）与重症医学会（SCCM）营养疗法指南中关于 GRV 的

建议是：不再把胃残留量作为接受肠内营养（EN）的 ICU 患者常规监测指标。对于仍然监测 GRV 的 ICU，应当避免在 GRV < 500ml 且无其他不耐受表现时终止 EN。临床监测 GRV 的方法为：每 6 小时抽吸一次胃残留量，如果 GRV ≤ 200ml，可维持原速度；如果 GRV ≤ 100ml，增加输注速度 20ml/h；如果 GRV ≥ 200ml，应暂停输注或降低输注速度。但是，国外新指南指出尚无充分证据推荐特定的胃残留量值，基于一项二级研究结果，250ml ~ 500ml（或介于两者之间）胃残留量标准是可接受的标准，以推进重症患者更理想的实现肠内营养。没有充分证据推荐胃残留量回注的阈值，基于一项二级研究认为，胃残留量回注最高不超过 250ml，超出部分应予丢弃。

【注意事项】

1. 放置前认真测量放置距离。

2. 放置后的固定尤为重要，向患者耐心解释以取得配合，防止患者因管路不适而导致自行拔出，直接影响治疗。

3. 鼻饲前要确定胃管位置。管饲患者每班至少评估 1 次胃管的位置，喂养时注意观察体外胃管长度有无改变，发生明显改变时，床旁检测胃管位置。

4. 鼻饲时患者床头抬高 30° ~ 45°，防止反流及误吸。

5. 肠内营养液输注时要遵循由少到多，由低浓度到高浓度的原则，输注时营养液温度在室温即可。

6. 营养液输注时注意无菌操作，开启后 24 小时有效，输注管路每日更换。

7. 鼻饲患者应加强口腔护理。

8. 鼻饲结束后仍应保持半卧位 30 ~ 60 分钟，禁止翻身叩背吸痰等操作，防止反流。

【参考文献】

［1］中华医学会重症医学分会. 危重患者营养支持指导意见（2006）［J］. 中华实用外科杂志，2006，26（10）：721 - 732.

［2］Dhaliwal R，Cahill N，Lemieux M，et，al. The Canadian Critical

Care Nutrition Guidelines in 2013: An Update on Current Recommendations and Implementation Strategies [J]. Nutrition in Clinical Practice. 2014, 29 (1): 29-43.

（王欣然 张芝颖 张 琰 王 硕）

二、胃内注气法鼻肠管放置技术

胃内注入空气的方法是利用胃充盈将幽门口打开及促进胃的蠕动原理，促进鼻肠管顺利通过幽门进入小肠的留置方法。

【操作步骤】

1. 核对医嘱及患者。

2. 向患者解释操作目的及方法，取得合作。

3. 评估患者鼻腔及凝血功能情况。

4. 洗手，戴口罩。

5. 准备并检查用物的有效期，推车至病房，再次核对医嘱。

6. 患者取平卧位，棉签清洁患者的鼻腔。

7. 备胶布，铺治疗巾，合理放置物品，戴手套，取出鼻肠管避免污染。

8. 将引导钢丝完全插入鼻肠管，使导丝末端连接柄与鼻肠管连接头固定。

9. 测定鼻尖至耳垂再到胸骨剑突的距离并作标记，以此为起点在50cm处再做标记。

10. 用无菌生理盐水湿润鼻肠管头部，经一侧鼻孔，将鼻肠管沿鼻腔壁慢慢插入，当鼻肠管进入喉部时，嘱清醒的患者尽量做吞咽动作，昏迷患者将头部前倾下颌抵向胸骨，同时将鼻肠管轻轻推进，注意避免插入气管。插管至第一个标记处。

11. 听诊胃区有气过水声，确定鼻肠管在胃内后，协助患者取右侧卧位45°。

12. 用50ml注射器向胃管内注入10ml/kg的气体（最多不超过500ml）。

13. 继续将鼻肠管缓慢送至第2标记处，快速注入20ml空气，再听诊，如胃区无气过水声，则鼻肠管可能已进入十二指肠。

14. 初步确定后向鼻肠管注入 20ml 生理盐水后抽出引导丝。

15. 将鼻肠管固定于鼻翼和面颊部。

16. 再次核对，告知患者操作已完毕，整理床单位，收拾用物。

17. 洗手，记录。

18. 行 X 线腹平片检查，确认管道位置。

【难点及重点】

1. 此方法建立在生理反射的基础上，胃内注入气体后，气体作为胃的内容物刺激反射，促进胃的排空，使管端顺利通过幽门。

2. 一般情况下注入 500ml 气体不会对患者产生不良影响，同时留有鼻胃管的患者，在鼻肠管留置后胃内气体可以自鼻胃管抽出。

3. 胃内注入气体的过程中，注意观察患者的反应，如患者出现呃逆、恶心、呕吐应停止注气。

4. 判断鼻肠管管头端的位置方法：正常情况下，胃液呈无色液体，其 pH 值为 0.9～1.5，十二指肠内的液体由于胆汁和胃液的混合作用呈现绿色，pH > 7，可以从鼻肠管回抽液的颜色和 pH 值来做初步的判断；也可用脐上听诊的方法判定或者因此听诊胃区原来听到的气过水声消失，可能提示鼻肠管已经进入十二指肠，但只能做出初步的判断。最终判断鼻肠管位置的方法是行 X 线腹平片检查，通过腹平片的结果来做确切的判断。

【注意事项】

1. 放置前认真测量鼻肠管放置长度。

2. 鼻肠管要妥善固定，防止打折、脱管，每班或怀疑管道位置不正确时应检查管道刻度。

3. 鼻肠管上应标注管道名称及置管时间。

4. 持续鼻饲时，每 4 小时用 10～30ml 温水脉冲式冲管一次，在间歇或分次喂养时，每次喂养前后也要用上述方式冲洗导管；每次监测胃残留量后及每次给药前后也需用温水脉冲式冲洗胃管，以保持管腔清洁及减少堵管和药物腐蚀管壁的危险；免疫功能受损或危重患者建议用无菌水冲管。

5. 做好患者鼻部及口腔护理。

6. 不要在已置入体内的导管中再插入导丝，以免引起导管管壁破损。

7. 鼻肠管留置天数参见产品说明书要求，过期应予以拔除更换。

8. 拔出管道之前，先用无菌生理盐水冲洗管道，为避免在撤出管道的过程中有残余液体进入气管，关闭导管连接头处的防护帽或夹住管道外段，随后小心平稳地撤出。

（王欣然　张芝颖　张　琰　王　硕）

三、PEG/PEJ 维护技术

经皮内窥镜引导下胃造口术（percutanous endoscopic gastrostomy，PEG）是在内镜辅助下使用非手术方法建立经皮进入胃腔的通路，利用胃造口主要进行肠内营养输注或进行姑息性胃肠减压治疗。经皮内窥镜引导下空肠造口术（percutanous endoscopic jejunostomy，PEJ）是由 PEG 发展而来，自 20 世纪 80 年代应用于临床以来，代替了传统的手术胃/肠造口术。该方法目前已成为胃肠造口肠内营养的首选，美国胃肠协会把它作为不能经口进食但需要长期供给营养的患者的首选方法。

【操作步骤】

1. 观察生命体征、意识。

2. 导管上标识出名称及置管刻度，每班检查导管位置，记录于特护记录单。

3. 观察造口部位皮肤有无发红或肿胀，每天消毒，有渗液时及时更换敷料。

4. 首次喂养前请用 X 线检查导管位置是否正确。

5. 输注营养液前用盐水脉冲式冲洗导管。

6. 输注过程中肠内营养液输注速度和浓度应逐步增加。

7. 定时冲洗导管，保持导管清洁与通畅。

8. 灌注颗粒较大的药物时，需将药物研碎再行灌入，并使用生理盐水脉冲式冲洗。

9. 输注完毕后，应及时夹闭导管，防止液体反流。

【难点及重点】

1. PEG 术后 6~12 小时可进行肠内喂养。

2. PEJ 术后即可以进行肠内喂养。

3. PEG 术后两周内窦道形成。

4. PEG 术后 10 天内不应拔除导管，否则有发生腹膜炎的可能。

5. PEG/PEJ 术后并发症依其发生原因可归纳为感染性并发症和机械性并发症两大类，护士应严密观察，早发现，早处理。

6. 当导管发生堵塞时可用 5% 碳酸氢钠通管。胰酶也有助于营养凝块的分解，有条件的可将其溶于 5% 碳酸氢钠后冲管。

【注意事项】

1. 做好心理护理，正确认识该项治疗的目的和作用。

2. 定期巡视，妥善固定导管，防止扭曲、打折、牵拉、拖拽。

3. 通过 PEG/PEJ 进行肠内营养时，建议选择专业肠内营养制剂，标准化营养制剂配制，使用肠内营养输液泵及专用泵管。管道使用前、中、后及时冲管（生理盐水或温水 20ml/次）。

4. 导管发生堵塞时应及时用 20ml 注射器抽温水反复冲洗，但切忌加压冲管或用导丝疏通导管，亦不要用 1~10ml 的注射器冲管，以防造成导管裂缝、断裂。

5. 任何情况下，药物特别是抗酸药都不应与营养制剂一同输入，不要向造瘘管内注入酸性液体。

6. PEG/PEJ 术后 2 周内均应严密观察切口渗漏，早期出现渗漏可进行鼻胃管引流和使用广谱抗生素；晚期出现渗漏要及时用生理盐水或聚维酮碘擦洗干净，严重时必须使用抗生素治疗。

7. PEG 导管采用内垫和外垫固定，外垫可调节松紧，固定过松易导致切口处渗漏而致炎症，固定过紧易引起患者的疼痛不适，胃壁组织缺血。一般在 PEG 术后 2 天内固定较紧，以压迫胃壁，防止出血及渗漏，后期患者可根据自己感受将外垫固定在合时位置。

8. 拔管：停止肠内营养 1~2 周确定经口饮食能够满足机体需要时可在胃镜下拔除导管。

（张芝颖　张　琰　王欣然　王　硕）

四、肠内营养导管堵管再通技术

导管堵管是管饲肠内营养的机械性并发症之一，堵管的原因常见于外露段扭曲折叠、喂养管内径小、营养液过于黏稠、输注速度过慢、经导管给予不适宜药物、未按时冲管、冲管方法不正确等。因此，在实施肠内营养时，要进行周密的监测与护理，避免堵管。一旦发生堵管，要逐一查找原因再进行相应处理。

【操作步骤】

1. 评估肠内营养导管的通畅程度。

2. 导管出现输注不畅时，先排除导管是否打折以及体位压迫等原因。

3. 不完全堵塞（滴速减慢），及时用 20ml 注射器抽温开水反复脉冲式冲吸导管，有条件者可将胰酶溶于碳酸氢钠后冲管。

4. 完全堵塞（液体不滴），以负压方式再通，其操作方法如下所述。

（1）导管末端连接三通，三通纵向端连接含有碳酸氢钠的 1ml 注射器，三通横向端连接 20ml 注射器。

（2）旋转三通开关，使 20ml 注射器与导管管腔相通，回抽 20ml 注射器针栓，使导管管腔内形成负压。

（3）旋转三通开关，使 1ml 注射器与导管管腔相通，在负压作用下碳酸氢钠进入导管管腔。

（4）旋转三通，关闭导管管腔，让碳酸氢钠在管腔内停留 20 分钟，以便发生作用。

（5）用 20ml 注射器抽吸管腔内液体，以确定导管是否畅通，弃去回抽的液体，如不通重复上述动作。

5. 导管通畅后，用 20ml 注射器抽温水反复脉冲式冲洗导管。

【难点及重点】

1. 连续管饲饮食，每 4 小时用 20～30ml 温水脉冲式冲洗管路 1 次，每次中断输注或鼻饲给药前后用 20～30ml 温水脉冲式冲洗管路。

2. 尽量使用液体药物，使用固体药物时要充分研磨或溶解，注意配伍禁忌，分开注射。

3. 使用肠内营养泵恒温下以稳定、匀速输入稳定浓度的营养液，逐渐增加输注液量，维持速度大于 50ml/h。

4. 妥善固定，定期更换肠内营养导管可预防堵管发生。

【注意事项】

1. 目前去除堵塞的方法有：碱性物质冲管、温水定时脉冲式冲管、胰蛋白酶溶液冲管、导丝通管等，其中导丝通管具有把导管刺破的风险，使用时应慎重。

2. 药物不能直接混入营养液中，鼻饲给药前暂停喂养，每一种药物分开研磨，给完一种药后用 30～50ml 温水冲洗管路，然后再给另外一种药用，注意配伍禁忌。不能将舌下含服药或口腔用药通过鼻饲给药。

视频 3－5－1　堵管再通方法

（王欣然　张芝颖　张　琰　王　硕）

五、肠内营养泵应用技术

肠内营养输注泵（enteral feeding pump）是一种由电脑控制

输液的装置，可通过鼻饲管输入水、营养液，可以精确地控制肠内营养的输注速度，保持营养液的相对无菌，食物渗透压的稳定，温度及速度的恒定。肠内营养输注泵的发展经历了由单纯机械泵到机械电脑泵，直至目前具有人工智能的输液泵的演进过程，其功能也由单纯的控制输液速度到附加多种故障自动识别报警功能，包括空气、堵管、液体输完及机械故障报警等。可设置计划输入的液体量，并可显示输液速度、已输入的量等，可获得近期内输入液体记录。可减少肠内营养的胃肠道不良反应，提高患者对肠内营养的耐受性，亦有利于控制血糖。

【操作步骤】

1. 核对医嘱及患者。

2. 向患者解释操作目的及方法，取得合作，评估导管位置。

3. 洗手，戴口罩。

4. 准备用物，检查用物（肠内营养液、一次性营养泵管、加温装置）的有效期，营养泵处于核查消毒备用状态。

5. 推至患者床旁，再次核对。

6. 安装肠内营养泵，连接外部电源。打开电源开关，开机自检。

7. 悬挂肠内营养液，连接肠内营养泵管，排气。

8. 安装管路，通路顺畅无打折。

9. 根据医嘱设定药液总量、输注速度。

10. 生理盐水冲洗鼻饲通路，确认通畅，将营养泵管与鼻饲管路连接，打开开关。

11. 按开始键，确认营养泵正常运转。

12. 管路合理放置，确保无压迫、无挤压，处于通畅状态。

13. 再次核对，协助患者抬高床头 $30° \sim 45°$。

14. 告知患者操作已完毕，避免自行调节营养泵，出现异常情况及时通知护士。

15. 整理床单位，收拾用物。

16. 洗手、记录。

17. 观察营养泵报警及并发症情况，发现问题及时处理。

【难点及重点】

1. 对危重患者如短肠综合征、部分肠梗阻、肠瘘、急性胰腺炎等，重大手术后患者在刚开始接受肠内营养时，推荐使用肠内营养泵。

2. 对接受 2~3 周及以上肠内营养支持或长期（6 个月或更长）采用 PEG 进行肠内营养的患者推荐使用肠内营养泵，效果优于持续重力滴入。

3. 血糖波动较大的患者如高渗性非酮症性昏迷或低血糖反应及其他严重的代谢性并发症推荐使用肠内营养泵。

4. 肠内营养输注泵是专门为肠内营养支持所设计的，不能用于其他目的，如药物输注，也不能被其他用途的输注泵所替代。

【注意事项】

1. 不同的肠内输注泵因结构和功能的不同，在输注速率和输注总量方面存在不同，在使用前应注意校正其输注速率和输注总量。

2. 肠内营养泵使用标配泵管，24 小时更换。

3. 肠内营养泵使用过程中应保持水平位置，减少输注过程中出现报警。

4. 加强营养泵清洁，减少由于营养泵不洁净导致的报警。

5. 加温装置使用前需确认其安全性，遵守各种加温装置的使用要求，并避免对患者造成烫伤。

6. 营养泵与输液泵尽量明显分开放置，粘贴管路标识，防止管路混淆。

【参考文献】

［1］中华医学会重症医学分会. 危重患者营养支持指导意见（2006）［J］. 中华实用外科杂志，2006，26（10）：721 - 732.

［2］Dhaliwal R，Cahill N，Lemieux M，et al. The Canadian Critical Care Nutrition Guidelines in 2013：An Update on Current Recommendations and Implementation Strategies［J］. Nutrition in Clinical Practice，2014，29（1）：29 - 43.

［3］王莹，马洁，惠彩红，等．胃内注气法在鼻肠管置管中的应用［J］．天津护理，2010，18（4）：219 - 220.

［4］Bankhead R，Boullata J，Brantley S，et al. Enteral nutrition practice recommendations［J］. Journal of Parenteral and EnteralNutrition，2009，33：（2）122 - 167.

［5］Lochs H，Allison SP，Meier R. et al. Introductory to the ESPEN Guidelines on Enteral Nutrition. Terminology，definitions and general topics［J］. Clinical Nutrition，2006，25（2）：180 - 186.

［6］彭南海，高勇．临床营养护理指南——肠内营养部分［M］．南京：东南大学出版社，2012.

［7］中华人民共和国原卫生部，中国人民解放军总后勤部卫生部．临床护理实践指南［M］．北京：人民军医出版社，2011.

［8］张思源，于康．临床胃肠营养［M］．北京：人民军医出版社，2009.

［9］Guidelines for the Provision and Assessment of Nutrition Support Therapy in the Adult Critically Ill Patient：Society of Critical Care Medicine（SCCM）and American Society for Parenteral and Enteral Nutrition（A. S. P. E. N）.

（张　琰　张芝颖　王欣然　王　硕）

第六节　温度控制技术

一、血管内低温护理技术

血管内低温护理技术是将注入制冷液体的特殊导管插入患者的深静脉，再通过液体循环对患者的血液进行降温的技术。

【操作步骤】

1. 核对医嘱及患者。

2. 向患者解释操作目的及方法，取得合作。

3. 评估患者股静脉穿刺处皮肤等组织情况，必要时双侧腹股沟备皮。

4. 洗手，戴口罩。

5. 准备并检查用物（Icy 导管、控温仪、核心体温监测仪）的有效期及性能，推治疗车至患者床旁，再次核对医嘱。

6. 患者取仰卧位，护士协助医生进行股静脉穿刺，放置 Icy 导管，X 线定位。

7. 连接电源，连接温度控温仪，开机自检，连接核心体温监测仪。

8. 监测核心体温，准确记录。

9. 复温治疗时密切观察患者是否有寒战反应，遵医嘱给予相应的药物治疗。

10. 开始复温时以每小时增加 0.1℃ 的速度给予持续复温。

11. 监测核心体温并准确记录。

12. 复温结束后，撤出 Icy 导管，告知患者操作已完毕，整理床单位，收拾用物。

【难点及重点】

1. 降温过程中多项参数同时监测，除了密切监测患者的生命体征外，还要重点监测患者的意识、尿量、电解质、血气、血糖、凝血功能、皮肤等。

2. 预防股静脉出血、血栓。

【注意事项】

1. 严格无菌操作。

2. 遵医嘱应用镇静药物。

3. 防止皮肤出现压力性损伤，每小时观察皮肤 1 次。

（杨　林）

二、控温毯应用技术

控温毯控温技术是通过控温毯内部的循环水流调整适当的温度后，与人体皮肤接触、传导，以达到降温或升温效果的仪器。

【操作步骤】

1. 核对医嘱及患者。

2. 向患者解释操作目的及方法，取得患者配合。

3. 评估患者的病情、年龄、意识、体温、自理及合作程度，同时评估皮肤情况，尤其是骶尾部皮肤有无红肿、充血、出血及破溃。

4. 操作护士洗手，戴口罩。

5. 用物准备：控温毯机及毯子、蒸馏水、床单。

6. 连接电源，连接主机与毯子，加入蒸馏水以达到适宜水位，开机进行机器自检，使蒸馏水充满毯子。

7. 携用物至患者床旁，再次核对医嘱。

8. 患者取平卧位，毯子铺于患者身背下，以床单包裹，使用中毯子勿打折。

9. 开机观察 4~6 分钟，直到循环稳态，观察控温毯的制冷或制热情况。

10. 再次核对，告知患者操作已完毕，整理床单位，收拾用物。

11. 遵医嘱使用设定毯温。

12. 每 30~60 分钟观察患者的体温情况。

13. 洗手，记录。

【难点及重点】

1. 合理掌握控温毯使用时间，长时间降温治疗可加重脑缺血，降温毯使用以 3~7 天为宜，升温的患者体温正常即可停机，注意保暖。

2. 皮肤护理：高热患者出汗多，抵抗力差，加上应用控温毯，患者躯干部的皮肤温度较低，血循环减慢，皮肤易出现各种并发症，因此应加强患者的皮肤护理，每小时检查皮肤一次，注意观察患者皮肤的温度及颜色。

【注意事项】

1. 观察水位，及时添加蒸馏水。使用过程中观察中单是否浸湿，若有潮湿时，排除患者汗液浸润，表明控温毯漏水，及时停机，更换控温毯。

2. 控温毯打折不利于毯子与机器间的液体循环，影响制冷或制热效果。

3. 观察患者下肢循环情况，对骨突等受压部位予以棉垫保护，注意调整体位，防止压疮的发生。

4. 观察体温情况，做好记录。

（刘　娜　杨　林）

【参考文献】

［1］崔君霞 . 35 例重型颅脑损伤患者血管内低温治疗的分期护理［J］. 中华护理杂志，2012，47（7）：613 – 615.

［2］成守珍 . ICU 临床护理指引［M］. 北京：人民军医出版社，2013.

第七节　下肢深静脉血栓的防护

一、抗血栓弹力袜的应用技术

抗血栓弹力袜（GCS）是 DVT 预防的一种机械预防方法，可以增加静脉血流和（或）减少腿部静脉血流的淤滞。目前已证实，机械预防方法对骨科、产科、神经科、脊髓损伤和普外科患者有效，可以减少 DVT 的发生。患病期间肌肉在长期卧床休息的过程中处于非活动状态，因此腿部的血液循环比正常情况下要慢一些，而这为血液凝块的形成创造了条件。抗血栓弹力袜可以在制动期间改善腿部静脉的血液循环，降低住院期间腿部形成血凝块的危险，最突出的优点是不增加出血的风险，对存在高出血风险的患者具有很大的优势。

【机械效应】

GCS 机械效应是采用逐级递减的压力作用于下肢，从而使下肢血液回流，减轻肿胀，缓解疼痛并加快血流速度，从而达到预防 DVT 的目的。GCS 脚踝处的压力最高，沿小腿、大腿方向逐级降低。

【操作步骤】

1. 核对医嘱及患者。

2. 向患者解释操作目的及方法，取得合作。

3. 评估有无禁忌证，以下条件属于禁忌证。

（1）腿部有以下症状或疾病时：皮炎、坏疽、近期的皮肤移植。

（2）严重的动脉硬化症或其他缺血性血管疾患。

（3）严重的腿部水肿或由充血性心力衰竭引起的肺水肿。

（4）腿部严重畸形。

4. 通过测量以下参数来决定抗血栓弹力袜的尺寸。

（1）在臀沟处测量大腿围。

（2）在小腿最粗处测量小腿围。

（3）从脚后跟到臀沟处为腿长。

5. 洗手，戴口罩。

6. 准备并检查用物的完好性，再次核对医嘱。

7. 患者取仰卧位，双腿平放于病床上，不要把抗血栓弹力袜卷成环状，因为这样会使压力叠加，从而加大穿戴使用的难度，按照以下步骤轻松穿戴抗血栓弹力袜。

（1）将手伸入抗血栓弹力袜中直至脚跟部。

（2）抓住抗血栓弹力袜后跟中央将抗血栓弹力袜翻出至脚跟部位。

（3）将脚伸入抗血栓弹力袜内并提至脚跟处，注意将脚跟对准抗血弹力袜。

（4）将抗血栓弹力袜向上拉，使之包绕脚踝和小腿，抗血栓弹力袜上缘（缝合变更处）应位于腘窝（膝盖弯曲处）下方2.5~5cm。

（5）腿长型抗血栓弹力袜包含大腿部分，应将抗血栓弹力袜向大腿内侧旋转以保证三角缓冲绷带居中位于股动脉上，并位于大腿内侧，防滑带应位于臀沟，使之平滑，确保织法变化地方和三角缓冲绷带正确就位。将脚趾部分的抗血栓弹力袜向外拉，以展平脚踝和脚背部分，并使患者感到脚趾部分穿着舒适。

8. 再次核对。

9. 告知患者操作已完毕，告知患者抗血栓弹力袜正确的穿着方法以确保其不会按照错误的方法穿着抗血栓弹力袜。整理床单位，收拾用物。

10. 洗手，记录。

【难点及重点】

1. 不同患者因其腿粗细不同，无法完全适合腿形，尤其对于膝上型而言，要求更高，穿着不当，不能完全符合压力梯度，可能引起水肿、浅表性血栓性静脉炎等并发症，定时观察下肢情况。

2. GCS 治疗会不同程度地降低患者舒适度，而且对患者的皮肤造成损伤，常见的有皮肤压伤、破皮甚至破溃。

3. 由于危重患者治疗与护理的特殊性，因为使用 GCS 需要长时间穿戴于患者下肢，影响病情观察与治疗。

【注意事项】

1. 脱袜时手指抓住血栓弹力袜内外侧，将抗血栓弹力袜外翻，顺腿脱下，不可用力拉扯，动作要轻柔，不要佩戴饰品或长指甲以免刮伤抗血栓弹力袜。

2. 建议每 3 天更换一次新的抗血栓弹力袜（准备两双抗血栓弹力袜，穿着其中一双的时候，清洗另一双）。清洗抗血栓弹力袜可以清除弹性材料上的人体分泌物，因而能够延长抗血栓弹力袜的使用寿命。不要让抗血栓弹力袜接触药膏、油脂、羊毛脂及类似物质以防其弹性减退。

3. 正常清洗过程中水温不要超过 70℃，建议在 70℃ 下进行烘干，不要在超过 80℃ 的环境下烘干 15~20 分钟以上。避免接触含氯漂白剂，阴凉处晾干。

（王　玲　郭海凌）

【参考文献】

[1] 刘梅. 深静脉血栓形成的预防与护理进展. 天津护理, 2006, 13（4）: 244-245.

［2］肖韶玲．抗栓弹力袜预防 ICU 患者深静脉血栓的效果．中华现代护理杂志，2010，16（31）：3228 - 3229.

［3］中华医学会重症医学分会．重症监护病房患者深静脉血栓形成预防指南．中国危重病急救医学，2009，21（9）：514 -515.

二、抗血栓泵的应用技术

抗血栓泵是一种通过物理治疗来达到预防静脉血栓的仪器。它通过辅助循环，改善下肢静脉血液循环，为有下肢静脉栓塞危险的患者提供动态连续梯度压力，从而来预防静脉栓塞的发生。压力抗栓泵主要通过由远心端至近心端依次放气过程，将淤积的淋巴液推回血循环中，加速肢体静脉血流速度，消除水肿，促进淤血静脉排空及肢体血液循环，预防凝血因子的聚集及对血管内膜的黏附，防止血栓形成。抗血栓泵能预防深静脉血栓，首先是其能加速下肢静脉血流速度，改善静脉淤血状态，促使淤血静脉排空；而下一个减压阶段使血液充分回流，并由于周期性加压、减压的机械作用产生搏动性的血流通过远端肢体的深静脉系统，从而促进下肢血液循环，预防凝血因子的聚集及对血管内膜的黏附，防止血栓形成。

【操作步骤】

1. 核对医嘱及患者。

2. 向患者解释操作目的及方法，取得合作。

3. 评估患者皮肤情况及选择合适的尺寸。

4. 评估患者有无禁忌证，有以下情况禁用：急性炎症性皮肤病、心功能不全、丹毒、深部血栓性静脉炎、肺水肿、急性静脉血栓、不稳定性高血压、皮肤破溃。

5. 洗手，戴口罩。

6. 取抗血栓泵一台，检查下肢垫及主机处于完好备用状态。

7. 取舒适体位。

8. 选择合适的尺寸：①膝盖长 - 小腿围：中号≤53.3cm，大号 =66cm；②大腿长 - 大腿围：小号≤55.9cm，中号为 55.9 ~

71.1cm，大号为71.1~91.4cm，松紧以腿和腿套之间可以伸进2个手指为宜。

9. 腿套或脚套的连接：将连接管上的蓝色箭头和腿套或脚套接头上的蓝色箭头对准扣上。

10. 主机连接：将连接管凸形端接到主机背面。

11. 连接电源，开启抗血栓泵开关，指示灯显示绿色为正常，显示红色为故障。遵医嘱选择合适的加压压力：腿部加压压力（有三档可选：45mmHg，40mmHg，30mmHg）；脚部加压压力为机器默认压力：130mmHg，仅可选择单脚或者双脚加压。

12. 再次核对，检查正确的安装和连接管及安全警报。

13. 告知患者操作已完毕，整理床单位，收拾用物。

14. 洗手，记录。

【难点及重点】

1. 翻身动作要轻柔，防止连接管路松脱。

2. 管路连接要紧密无漏气。

3. 按设定程序设置，无漏项。

4. 合理调节压力和时间，观察驱动泵是否正常运行。

【注意事项】

1. 治疗前检查设备是否完好，患者有无出血。

2. 每次治疗前检查患肢，是否有尚未结痂的溃疡或压疮，如有应加以隔离保护后再进行治疗，若有出血伤口则应暂缓治疗。

3. 应在患者清醒下治疗，患者应无感觉障碍。

4. 治疗过程中应注意观察患肢的肤色变化情况，并询问患者的感觉，根据情况及时调整治疗剂量。

5. 向患者说明治疗作用，解除其顾虑，鼓励患者积极参与配合治疗。

6. 对老年人和血管弹性差的患者，压力值从小开始，逐步增加，到耐受为止。

7. 患者如果暴露肢体/部位，请注意穿一次性棉质隔离衣或护套，防止交叉感染。

8. 治疗过程中多巡视患者，及时处理异常。

（方 宁 郭海凌）

【参考文献】

[1] 刘梅. 深静脉血栓形成的预防与护理进展 [J]. 天津护理，2006，13（4）：244-245.

[2] 肖韶玲. 抗血栓弹力袜预防 ICU 患者深静脉血栓的效果 [J]. 中华现代护理杂志，2010，16（31）：3228-3229.

[3] 中华医学会重症医学分会. 重症监护病房患者深静脉血栓形成预防指南 [J]. 中国危重病急救医学，2009（9）：514-515.

[4] 李霞，徐英华，付丽敏. 序贯加压装置感应抗血栓泵在全膝关节置换术后预防下肢深静脉血栓形成的疗效 [J]，中国老年学杂志，2011（32）：3498-3500.

[5] 陈东峰，余楠生，卢伟杰，等. 低分子肝素联合间歇充气加压预防人工关节置换术后下肢深静脉血栓形成 [J]. 中华骨科杂志，2006，26（12）：823-826.

[6] 黄颖，薛伯余，于雪. 压力抗栓泵辅助预防老年膝、髋关节置换术后下肢深静脉血栓形成的临床研究 [J]. 微创医学，2007，2（3）：188-189.

[7] 山慈明，尹慧珍，杜书明，等. 围手术期深静脉血栓形成的物理预防研究进展 [J]. 中华护理杂志，2014，49（3）：349-353.

第八节 CRRT 应用技术

CRRT（continuous renal replacement therapy）即连续肾脏替代疗法，又名 CBP（continue blood purification）、床旁血液滤过。是采用每天24小时或接近24小时的一种长时间、连续的体外血液净化疗法以替代受损的肾功能。CRRT 临床应用的目标是清除体内过多水分，清除体内代谢废物、毒物，纠正水电解质紊乱，确保营养支持，促进肾功能恢复及清除各种细胞因子、炎症介质。可用于各种心血管功能不稳定的、高分解代谢的或伴脑水肿的急慢性肾衰，以及多脏器功能障碍综合征，急性呼吸窘迫综合征，挤压综合征，急性坏死性胰腺炎，慢性心衰，肝性脑病，药物及毒物中毒等的救治。

【操作步骤】

1. 核对医嘱及患者。

2. 向清醒患者介绍治疗目的、过程及注意事项，取得合作。

3. 评估

（1）评估患者的临床症状、血压、体重等，合理设置脱水量和其他治疗参数。

（2）评估血管通路的状态，及时发现相关并发症，并确保通路的通畅。

4. 操作前准备

（1）核对患者姓名、床号、床头卡及腕带信息。

（2）准备 CRRT 机、开机自检。

（3）备齐用物检查有效期：配套管路的型号、生理盐水/肝素盐水（根据医嘱，用于预充治疗管路）、置换液、其他物品（一次性换药包、无菌纱布数块、碘伏、生理盐水 1000ml 两袋、20ml 注射器两副、5ml 注射器 1 副、无菌手套等）。

5. 预冲

（1）根据 CRRT 机提示，正确及牢固地连接各治疗管路，透析液、置换液悬挂于 CRRT 机的秤钩或放置于天平上并连接相应的治疗管路。

（2）再次确认治疗管路及过滤器连接正确及牢固，确认设置，按预冲键，启动预冲。

（3）预冲完毕，确保治疗管路及过滤器内无气泡。

6. 连接患者

（1）检查患者置管处周围有无红肿、渗血等。

（2）按无菌要求消毒中心静脉置管一侧管路的连接端，抽出患者置管内的肝素液（动脉端/静脉端），并检查是否有凝血块。

（3）快速回抽深静脉置管内的血液（动脉端/静脉端），检查管道的通畅程度，确保深静脉管内血流通畅。

（4）使用生理盐水脉冲式冲净置管内的血液，备用。同样方法检查另一侧管路的通畅性。

（5）将血滤配套管路的动脉端及静脉端正确及牢固地连接到置管的动脉端及静脉端。

（6）开始引血，血流量可设置为80～100ml/min，观察患者生命体征及各个监测压力值。

（7）待患者生命体征稳定，遵医嘱设置治疗参数，并与科室其他护士进行核对，启动治疗。

（8）深静脉连接处用碘伏纱布包裹，并用无菌治疗巾覆盖。

（9）整理用物，记录。

7. 治疗过程中，密切观察患者生命体征，检查机器的运转情况，血管通路的情况，体外循环情况，及时发现相关并发症，如出血、低血压、心律失常、凝血、脱管等，及时处理机器运转过程中发生的各路报警。

8. 回血

（1）在动脉端连接生理盐水。

（2）血流量设置为80～100ml/min，启动回血模式。

（3）待回血完毕，断开深静脉连接，按无菌要求分别消毒置管的动、静脉端。

（4）使用无菌生理盐水脉冲式冲净动、静脉端，遵医嘱给予封管。

（5）记录患者液体平衡情况。

（6）整理用物，记录。

【难点及重点】

1. 按无菌要求消毒深静脉置管一侧管路的连接端，抽出患者置管内的肝素液（动脉端/静脉端），应至少2ml。

2. 检查深静脉置管管道的通畅程度，应在10秒内快速回抽深静脉置管内血液（动脉端/静脉端）20ml并推回体内，如能顺利完成说明深静脉置管内血流通畅。

3. 及时正确处理各种报警。

4. 治疗过程中，密切观察患者的生命体征，检查机器的运转情况，血管通路的情况，及时发现并发症并及时处理。

【注意事项】

1. 操作应严格遵守无菌操作原则及标准预防原则。

2. 开始治疗时血流量可设置为 80～100ml/min，如患者生命体征稳定，可逐步增加血流量至医嘱要求量，但至少应在100ml/min。

3. 妥善固定体外循环通路，保持体外循环管路密闭、通畅；保持穿刺部位的清洁、干燥，以减少导管相关性感染的发生。

4. 严密监测体外循环管路的各压力变化，及时发现管路或滤器凝血，及时更换。

5. 开启加温器并监测体温以防医源性低体温。

6. 严密监测患者生命体征的变化以及体内离子酸碱平衡情况。

（金艳鸿）

【参考文献】

[1] 中华人民共和国原卫生部，中国人民解放军总后勤部卫生部. 临床护理实践指南［M］. 北京：人民军医出版社，2011.

[2] 王丽华，李庆印. ICU专科护士资格认证培训教程. 第2版［M］. 北京：人民军医出版社，2012.

第九节　压力性损伤预防技术

一、防压疮气垫床使用技术

防压疮气垫床（pressure redistribution mattresses）由双气囊构成，通过交替充气和排气，避免局部长时间受压，起到防止压力性损伤发生或发展的目的。

【操作步骤】

1. 核对医嘱及患者。

2. 向患者解释操作目的及方法，取得患者合作。

3. 评估患者皮肤情况及压疮危险因素。

4. 洗手。

5. 将防压疮气垫床安置在暂空的病床上，检查连接是否紧密，CPR 应急塞是否密闭。

6. 连接电源，打开开关，将气垫床充气量调至最大，气垫床充气。

7. 充气结束后，检查气垫床充气效果良好，调节气囊充气硬度至需要水平。

8. 整理床单位。

9. 将患者安置到气垫床上，协助患者取舒适体位。

10. 再次核对。

11. 洗手，记录。

12. 至少每 2 小时评估患者的舒适度及气垫床充气效果。

13. 至少每 2 小时观察患者的皮肤情况。

【难点及重点】

1. 由于病情限制无法定时为患者更换体位时，为压力性损伤高危患者使用防压疮气垫床，可以改变患者受到的压力分布情况。

2. 如患者需要紧急行 CPR，应拔出气垫床的 CPR 应急塞，气垫床可快速放气。

3. 在患者病情允许的情况下，即使使用气垫床，也应继续翻身和更换体位，并评估患者的皮肤情况。

【注意事项】

1. 所有使用防压疮气垫床的患者应定时评估气垫床的充气效果及患者的舒适度。

2. 气垫的硬度应根据患者的体重调节，保证对患者有效支持的同时最大限度地满足患者的舒适要求。

3. 注意在足跟等受压部位采取减压措施。

（胡美华　袁　翠）

二、多功能监护床的使用

多功能监护床（multifunctional monitoring bed）适用于 ICU 危重患者，具备智能称重、智能枢轴系统、离床报警系统、患者控制锁定等功能。

【操作步骤】

1. 核对患者。向患者解释操作目的及方法，取得合作。

2. 洗手。

3. 连接电源，检查病床各项功能是否良好。

4. 将病床床头、床尾放置在水平位置，床档收低。

5. 使用刹车将病床固定，将患者移到病床上。

6. 根据患者需求，通过控制面板控制枢轴系统调整床头、床尾的角度，协助患者取合适体位。

7. 根据患者情况调整患者控制锁定等功能。

8. 对于需要严格监测体重的患者，根据医嘱为患者称重并准确记录。

9. 洗手，记录。

10. 随时监测患者的情况及舒适度。

【难点及重点】

1. 可根据患者的监控需要预设监护床的状态及报警通知。

2. 监护床可具备内置音乐治疗的程序，并可配备能透 X 线的床板。

3. 监护床可具备监控床头抬高的角度及累计时间的功能。

【注意事项】

1. 协助患者取半卧位时，先抬高床尾，再抬高床头，可以避免患者向床尾移位，从而降低剪切力。

2. 为卧床患者称重时，需考虑床上被褥等物品的重量，多次称重时床上物品需固定。

3. 在帮助患者转换床位时，应使用刹车装置将床固定，防止患者坠床。

4. 向患者交待应用控制面板的方法及注意事项。启用监护床功能时，注意患者各管路、仪器、肢体位置，确保患者安全。

5. 定期检测监护床功能，及时维护。

（胡美华　袁　翠）

三、卧床患者更衣技术

为卧床患者更衣应首先考虑到患者的病情、四肢活动度、安全等问题。根据患者情况制定更衣方案，必要时可剪开衣物，以避免更衣对患者的损伤。

【操作步骤】

1. 向患者解释操作目的及方法，取得合作。

2. 洗手。

3. 协助患者取舒适体位，必要时关门窗，以屏风遮挡患者，保护患者隐私。

4. 评估患者的病情、意识、肌力、移动能力、有无肢体偏瘫、手术、引流管及合作能力等。

5. 根据患者病情选择不同的更衣方法，病情稳定可采取半坐卧位或坐位更换；手术或卧床可采取轴式翻身法。

6. 根据患者的体型，为其选择合适、清洁、柔软的衣服。

7. 整理患者的管路，预留足够的长度以防管路滑脱。

8. 更换裤子时，患者双膝弯曲，一手支持患者腰部将臀部抬起，另一手把裤子从臀部拉至大腿部位，通过双膝，使两腿退出裤腿。如果护士抬不起患者的腰，应使患者侧卧向护士，护士将患者裤子拉下然后脱去。

9. 穿清洁裤子时，将裤子从裤腰折至裤脚，护士一只手从裤脚伸入握住患者脚腕，另一只手将裤腿拉上，然后用同一方法穿另一支裤腿后，将裤子拉至臀部，抬起腰部拉过臀部。

10. 整理并固定患者的管路。

11. 洗手，记录。

【难点及重点】

1. 衣物应选择柔软、舒适的面料，丝质面料的衣物有利于预防压力性损伤。

2. 危重患者和血液循环不稳定患者更衣过程中应注意监测患者的生命体征。

【注意事项】

1. 更衣过程中应注意固定患者管路，避免管路滑脱。

2. 更衣过程中应注意保护患者肢体，避免生拉硬拽，损伤患者。

3. 更衣过程中应注意为患者保暖。

4. 合理使用床档，避免坠床。

（胡美华　袁　翠）

四、压疮风险评估技术

压疮危险因素评估量表简便、易行、无创，用于帮助和支持护士进行压疮风险的判断，以准确发现那些有压疮风险的患者并指导给予预防措施，筛检出没有压疮风险的人进而避免给予过度的预防。Braden 量表、Norton 量表和 Waterlow 量表是最常应用的3 种量表。Braden 评估量表有较好的信度和效度，能达到很好的预测效能。本节以 Braden 评估量表为例。

【操作步骤】

1. 选用 Braden 量表进行压疮评估，包括感觉、潮湿、活动力、移动力、营养、摩擦力及剪切力。总分范围 6 ~ 23 分；得分 >18 分为无压疮风险，15 ~ 18 分为低危，13 ~ 14 分为中危，10 ~ 12 分为高危，≤9 分为极高危。

2. 根据危险程度，决定评估次数。将评估结果告知患者及家属。粘贴标识，并做好护理记录与交接。

3. 结合危险程度，分析危险因素和危险部位，制定预防计划并实施：如压力因素（感觉、移动、活动能力）；影响组织耐受性因素（摩擦、剪切力、潮湿、营养）；治疗护理措施相关危险因素（各种管路、导联线等）。

4.出现压疮时，需辨别、确认压疮分期，进行相应处理。

【难点及重点】

1. Braden 评分分值越少，患者器官功能越差，发生压疮的危险性越大。当全身状况恶化时，应提高皮肤评估的频率。

2. 尽快进行风险评估（不超过入院后 8 小时），以鉴别有压疮风险患者。

3. Braden 评分表有 6 个指标，其中感知能力、活动能力、移动能力 3 个指标主要测量高强度和长期压力对压疮形成的危险程度；潮湿度、营养摄取能力、摩擦力和剪切力，主要评估组织对压力的耐受性。

4. 通过评估确认危险因素和危险部位，不可仅依赖风险评估工具总积分制定预防措施；当患者确认有发生压疮风险时，应对其制定并执行以风险为基准的预防计划。

【注意事项】

1. 对压疮进行初始评估，并至少每周重新评估一次，记录结果。根据患者的病情特点需要尽可能地重复进行风险评估。

2. 每次风险评估时，都要进行全面的皮肤检查，以评价皮肤是否有任何变化。

3. 评分者需先熟悉 Braden 量表评分细则，再进行评分。

（张　琰）

【参考文献】

［1］National Collaborating Centre for Nursing and Supportive Care（UK）. The Use of Pressure – Relieving Devices（Beds, Mattresses and Overlays）for the Prevention of Pressure Ulcers in Primary and Secondary Care. 2003, 10.

［2］马荫楠. 老年人的基础护理及技术［J］. 国外医学护理学分册, 2003, 22（9）411 –417.

［3］Panel, European Pressure Ulcer Advisory Panel and Pan Pacific Pressure Injury Alliance. Prevention and treatment of pressure ulcers: clinical practice guideline. Emily Haesler（Ed.）. Perth：Cambridge Media，2014.

[4] Bergstrom N，Braden BJ. The Braden scale for predicting pressure sore risk [J]. Nursing Research，1987，36（4）：205-210.

第十节 镇静镇痛技术

镇痛与镇静治疗中，镇痛是基础，镇静是在镇痛基础上帮助患者克服焦虑，增加睡眠和遗忘的进一步治疗。保证镇痛和镇静效果的关键在于及时、正确地对患者的疼痛与意识状态进行评估。对 ICU 患者的镇静、镇痛治疗更加强调"适度"的概念，"过度"与"不足"都可能给患者带来损害。对于清醒患者，镇痛泵就是一种使镇痛药物在血浆中保持一个及时、稳定的浓度，并且可以让患者自行按压给药以迅速加强效果的方法。

一、镇痛泵应用技术

患者自控式镇痛（patient control analgesia，PCA）是指当出现疼痛时，通过 PCA 装置由患者控制给予镇痛药物，单次剂量预先由医师设定，以每给药一次即可产生有效的镇痛效果，同时不产生明显过度镇静或呼吸抑制为理想剂量。间隔时间为 5~15 分钟，途径包括硬膜外、静脉、皮下、外周神经。

【操作步骤】

1. 疼痛评估：了解患者的一般病史、手术方式、根据数字疼痛量表，疼痛评分总分为 10 分；1~3 分为轻度；4~6 分为中度；7~10 分为重度。当评分≥4 分时，需要给予镇痛处置。

2. 核对医嘱及患者，洗手，戴口罩。

3. 严格无菌操作，遵医嘱配置镇痛泵。

4. 检查 PCA 泵：检查镇痛泵的泵体及管道有无漏液的情况。设定 PCA 泵的参数有负荷剂量、单次给药剂量、锁定时间。

5. 根据给药途径，将 PCA 泵与患者输入端相连接，妥善固定输入端导管。保证 PCA 泵通道通畅。

6. 生命体征的监测：监测呼吸、循环系统是使用 PCA 泵护理的重点。定时监测生命体征，做好记录。

7. 疼痛的观察与评估。观察患者对术后活动量的耐受情况和镇痛的效果。

当疼痛评分≥4 分时可按压泵追加镇痛药，如出现镇痛效果不满意的情况，应首先检查管道系统是否通畅，避免管道在患者活动时脱出、扭曲和移位。

8. 注意观察患者按键次数及输入药物的总量并记录。

9. 电子 PCA 泵报警及时处理。

10. 向患者及家属讲解 PCA 泵的工作原理及使用期间的注意事项。

【难点及重点】

1. PCA 泵故障的原因：药物泵本身出现故障，在锁定时间内重复给药、在单位时间内给药量超过设定量。

2. PCA 泵并发症的观察：：PCA 泵最致命的是呼吸抑制，应进行血氧饱和度的监测，硬膜外给药注意有无下肢麻木伴无力，做好防跌倒的护理措施，关注循环情况，有无低血压的发生。观察有无恶心、呕吐发生，防止误吸的发生。

【注意事项】

1. PCA 泵应放置在低于患者心脏水平。

2. 保持连接导管的固定与通畅。

3. 不可随意更改设定参数。

4. 密切监测生命体征变化。

5. 定时观察输入端穿刺点有无红肿及分泌物的情况。

（唐　晟　连素娜）

二、镇痛评估技术

疼痛是组织损伤或潜在的组织损伤引起的不愉快的感觉和情感体验，主要依靠患者的主观描述，由于每个患者对疼痛的耐受程度不一，应使用疼痛评估量表进行评价后，根据疼痛的级别给予镇痛药物。常用的评估量表有 0 ~ 5 描述疼痛量表、0 ~ 10 数字疼痛量表、视觉模拟量表、长海痛尺、脸谱示意图评分法等。

【操作步骤】

1. 患者疼痛初筛：了解一般病史及既往有无疼痛史包括疼痛的部位、时间、性质及相关因素。

2. 疼痛评估：选择合适的评估量表（例如采取 0 ~ 5 描述疼痛量表法或数字评分法）进行评估，根据评估结果采取相应措施。

3. 遵医嘱给予镇痛药物及其他护理措施。

4. 再评估：是否达到镇痛理想效果。

【难点及重点】

1. 0 ~ 5 描述疼痛量表分为：0 级无疼痛；1 级轻度疼痛：可忍受，能正常地生活和睡眠；2 级中度疼痛：适当地干扰睡眠，需用止痛剂；3 级重度疼痛：干扰睡眠，需用麻醉止痛剂；4 级剧烈疼痛：干扰睡眠较重，伴有其他症状；5 级无法忍受的疼痛：严重的干扰睡眠，伴有其他症状或被动体位。

2. 0 ~ 10 数字疼痛量表，此方法 0 ~ 10 共 11 个点，表示从无痛到最痛。

3. 临床采用各种非药物措施：减少环境刺激、避免频繁的医源性刺激（监测、治疗、被迫更换体位），睡眠剥夺等，避免这些痛苦加重患者的病情或影响其接受治疗，给予音乐治疗。

【注意事项】

1. 使用呼吸机的患者或镇静的患者，做有创操作前，请勿忽视患者的镇痛。

2. 根据 WHO 三阶梯止痛原则，给药个性化，注意具体细节

（唐 晟 连素娜）

三、镇静评估技术

ICU 患者镇静适应证包括机械通气、躁动综合征、刺激性操作、诱导睡眠．镇静程度过浅使患者继续处于焦虑和恐惧中；过深又会延长机械通气时间，影响血液动力学。合理的评估十分必要，目前临床常用的镇静评分系统有 Ramsay 评分、Riker 镇静、躁动评分（SAS）以及脑电双频指数（BIS）等客观性评估方法。

【操作步骤】

1. 医生评估患者，把握指征。

2. 医生开镇静药医嘱。

3. 护士遵医嘱给药。

4. 护士应用 Ramsay 评分进行评估，1 分代表"焦虑、躁动不安"，2 分代表"配合、有定向力、安静"，3 分代表"对指令有反应"，4 分代表"嗜睡，对轻叩眉间或大声听觉刺激反应敏捷"，5 分代表"嗜睡，对轻叩眉间或大声听觉刺激反应迟钝"，6 分代表"嗜睡，无任何反应"。1～3 分为清醒状态，4～6 分为睡眠状态，临床应用镇静时控制在 2～4 分之间，评分与镇静目标不符合时对药物剂量进行调整。

5. 给予负荷量后每 30 分钟评估一次，达到镇静目标剂量后每 2 小时评估一次。

6. 护士严密监测生命体征与血流动力学变化并记录。

7. 每日唤醒：每日上午 9:00，停止镇静镇痛药物，患者清醒后遵照指令动作进行。

8. 镇静的撤离：遵医嘱每日按 10%～25% 剂量递减；根据镇静评估来调节镇静剂剂量。

【难点及重点】

1. 每日唤醒：在适当镇痛的基础上，调整镇静剂剂量达到目标镇静。每日上午中断镇静镇痛药物注射，直到患者清醒并能遵照简单的指令动作后开始进行自主呼吸实验，判断患者能否脱机及拔除气管导管。

2. 对于合并疼痛的患者，应在镇静之前给予镇痛治疗。

3. 加强患者镇静期间或唤醒期间的心理护理。

4. 严密监测及处理镇静期间的不良反应或并发症，如呼吸抑制、镇静过度、低血压等。

【注意事项】

1. 医护配合尤为重要，尤其是每日唤醒期间，应用保护性约束，做好患者安全评估。

2. 对于保护性约束的患者签署知情同意书，并做好约束部位皮肤的观察及护理，注意观察肢体活动度及末梢循环情况并记录。

3. 躁动患者及时调整镇静剂用量，缩短评估间隔时间，需立即重复诱导镇静剂量，同时加强护理人员安全防范意识，做好各种管路的固定，最大限度降低插管移位、脱出、输液外渗等不良事件的发生；用床栏保护，软枕阻隔，防止撞伤。

4. 对于镇静后不能自主运动的患者，每日给予被动肢体活动和全关节活动，降低 ICU 获得性衰弱的发生率。

（唐　晟　连素娜）

四、脑电双频指数监护应用技术

脑电双频指数（BIS）依据脑电信号变化，能够反映患者镇静水平，已被广泛用于监测麻醉深度和预测意识变化。BIS 以单个的 1~100 的数字，来代表综合脑电活动强度。BIS < 40 分，代表深睡眠；而 BIS 评分 > 80 分，代表可能唤醒。

【操作步骤】

1. 核对医嘱及患者。

2. 洗手，戴口罩。

3. 准备物品：BIS 监护仪、传感器；开机检查机器是否启动备用状态和系统检测；指示灯由黄变绿。

4. 向患者解释操作目的，取得配合。

5. 将 BIS 传感器粘贴于患者，传感器定位分别是：1 点位于额部正中鼻根向上 5cm、4 点位于眉骨上方、3 点位于任意一侧的太阳穴，每个探头按压 5 秒，将导线使用夹子固定在患者头部附近合适位置。

6. 将 BIS 传感器连接到患者连线（PIC）上。

7. 传感器检测：绿色圆圈电极阻抗处于可接受范围内，可以开始监护。空心圆圈无可用状态。红圈电阻抗超出可接受范围。

8. BIS（脑电双频指数）读值。

9. 报告医生监测 BIS 数值。

10. 调节镇静药物剂量，调控 BIS（脑电双频指数）在合适范围内。

11. 记录。

【难点及重点】

1. 影响脑电双频指数（BIS））值的因素：肌电图干扰和神经肌肉阻滞剂、仪器干扰、异常脑电图、麻醉药。

2. 脑电双频指数是一个持续处理的 EEG 参数，与患者的催眠状态水平相关，100 代表清醒，0 则代表完全无脑电活动。65～85 为镇静睡眠状态，40～65 为全麻状态，小于 40 则表示大脑皮层处于爆发抑制状态。

【注意事项】

1. BIS 值波动的处理：BIS 值异常增高或降低时，首先检查有无干扰、镇静镇痛药进入患者体内的剂量有无改变、评估有无刺激大小的变化、评估其他生理状态有无改变。

2. 在连接到脑电双频指数监护仪的患者身上使用除颤器时，传感器不能放在除颤电极板之间。

3. 为减低导线勒颈的危险，必须小心地放置患者接口电缆（PIC）并保证安全。

（唐　晟　连素娜）

【参考文献】

[1] 陆蓉 . ICU 非机械通气患者持续镇痛镇静的临床观察和护理

[J]. 护士进修杂志，2008，23（23）：2148 - 2149.

[2] 麦慧. 护理持续质量改进对术后镇痛泵护理效果及满意度的影响 [J]. 现代护理，2012，24：129.

[3] 安友仲. ICU 危重患者的镇痛与镇静 [J]. 医学新知杂志，2007，17（5）：252 - 255.

[4] 徐丽华，钱培芬. 重症护理学 [M]. 人民卫生出版社，2008.

[5] 吴菊霜. 镇痛镇静治疗对 ICU 患者不适体验的影响 [J]. 福建医药杂志，2011，33（4）：61 - 62.

[6] 曹莉，钮晋红，韦妍飞. 机械通气每日唤醒镇静策略研究进展 [J]. 实用医学杂志，2012，28（19）：3159.

[7] 许力，黄宇光. ICU 患者规范化的镇静评估和用药 [J]. 临床麻醉学杂志，2004.20（2）：107.

[8] 农凤秋，桂见军，陈建江. 重症 EV71 感染患儿脑电双频指数与镇静评分的关联研究 [J]. 右江医学，2013，41（4）：478.

[9] 梁启胜，杨茗竣，符炜. 脑电双频指数指导下丙泊酚、舒芬太尼联合靶控对冠状动脉旁路移植术麻醉诱导期血流动力学影响 [J]. 蚌埠医学院学报，2012，37（10）：1155.

第十一节　儿科重症特有技术

一、小儿心肺复苏

心肺复苏（cardiopulmonary resuscitation，CPR）指采用急救医学手段恢复已中断的呼吸及循环功能，是急救技术中最重要而关键的抢救措施。

【操作步骤】

1. 判断患儿意识：轻拍儿童的肩膀或者婴儿的足底并呼喊"你还好吗？"若呼之不应，可判断患儿意识丧失，计时，立即呼叫医生护士帮忙，准备急救车和除颤仪。

2. 判断患儿心电监护仪显示的心电示波，同时环顾肢体一周，查看肢体有无活动及有无自主呼吸。

3. 判断是否有大动脉搏动：婴儿需触摸肱动脉，儿童则触摸股动脉或颈动脉，判断时间在 10 秒以内。

4. 摆放体位：仰卧位，垫复苏板，头偏向一侧，松解衣领及腰带。

5. 人工循环（circulation，C），胸外心脏按压

（1）年长儿用双掌法，施救者将手掌重叠置于患儿胸部胸骨下半部上，术者肘关节伸直，凭借体重、肩臂之力垂直向患儿脊柱方向挤压，按压深度为胸腔前后径的 1/3，儿童约为 5cm，婴儿约为 4cm，下压与放松时间相等，按压时手指不可触及胸壁，放松时手掌不应离开患儿胸骨。

（2）对幼儿可用单掌按压，对婴儿可取平卧位双指按压。

（3）对婴儿、新生儿多用环抱法，即用双手围绕患儿胸部，用双拇指或重叠的双拇指按压。按压频率为 100～120 次/分。

6. 通畅呼吸道（airway，A）：施行人工呼吸前，须用手指或吸引法清除患儿口咽部分泌物、呕吐物及异物。去枕，采取仰头举颏法（医务人员对创伤患儿使用推举下颌法）开放气道。

7. 人工呼吸（breathing，B）

（1）口对口人工呼吸法：适用于现场抢救，术者位于患儿一侧，用手将下颌向前上方托起，另一手拇指、示指捏紧患儿鼻孔，对准患儿口腔将气体吹入，每次吹气持续 1 秒，停止吹气后，立即放开患儿鼻孔。对于 2 月以下小婴儿，术者可用嘴完全覆盖患儿口鼻吹气，每次通气使胸廓隆起即可。

（2）复苏器人工呼吸法：术者一手节律性地挤压、放松气囊；另一手以 EC 手法固定面罩，使其与患儿面部呈密闭状并开放气道。通气量以胸廓起伏为宜。胸外按压与人工通气比率单人复苏为 30∶2，双人法为 15∶2。

8. 持续操作 5 个心肺复苏循环或 2 分钟后，评估复苏是否有效（是否有呼吸音、是否有大动脉搏动），复苏成功，计时。

9. 护士再次轻拍儿童双肩或婴儿足底并附在耳边呼叫，患儿有反应。撤出复苏板，护士用手电检查患儿双侧瞳孔是否等人等

圆，对光反射是否存在。观察面色、口唇、甲床等处的皮肤色泽是否转红润，末梢皮肤温度是否转温暖。

10. 安置患儿于舒适体位，安慰患儿。

11. 给予患儿进一步生命支持。

12. 整理用物，记录。

【难点及重点】

1. 高质量心肺复苏要求

（1）在识别心脏骤停后 10 秒内开始按压。

（2）用力按压、快速按压：以 100~120 次/分的速率实施胸外按压，成人深度至少 5cm，儿童深度至少为胸部厚度的三分之一（大约 5cm），婴儿深度至少为胸部厚度的三分之一（大约 4cm）。

（3）每次按压后，让胸廓完全回弹。

（4）按压过程中尽量减少中断（将中断控制在 10 秒钟以内）。

（5）给予有效的人工呼吸，使胸廓隆起。

（6）避免过度通气。

2. 没有高级气道的通气与按压比例，一名施救者 30∶2；两名以上施救者 15∶2。有高级气道的通气与按压比例为以 100~120 次/分的速率持续按压，每 6 秒给予 1 次通气（每分钟 10 次通气）。

【注意事项】

1. 胸外按压应尽可能减少按压中断频率和时间，避免过度通气。

2. 医疗人员在下颌法无法保证通气的情况下，仍要考虑用压额－抬颏法打开气道。

3. 新生儿心脏骤停基本都是窒息性骤停，所以保留 A－B－C 复苏程序，按压与通气比率为 3∶1，但心脏病因导致的骤停除外。

（段颖杰）

二、婴儿暖箱的使用

婴儿暖箱适用于体重在 2000g 以下的高危新生儿，为其提供适宜的环境温度、湿度，提高早产儿的存活率，有利于高危新生儿的生长发育。因型号较多，此文以 Giraffe OmiBed 多功能培育箱为例。

【操作步骤】

1. 操作前准备

（1）护士准备：洗手，戴口罩。

（2）评估患儿：胎龄、日龄、体重、体温、生命体征等。

（3）用物准备：检查暖箱整个设备的部件是否完好；检查控制器，打开开关，所有显示器和指示灯变亮，显示软件版本，发出提示音；检查体温探头，确认温度读数上升；检查遮棚及床升降系统，确认机械装置能够平稳运行；检查加湿器，打开 Giraffe 设备，确认显示器屏幕上显示 "Servo Humidity" 图标，向蓄水装置中添加灭菌蒸馏水，确保蓄水装置水满，将湿度设置为 65%。

（4）环境准备：保持适宜的房间温度，清洁，无对流风。

（5）核对医嘱，携用物至患儿床旁。

（6）辨识患儿，向家长解释使用暖箱的目的及过程，取得配合。

2. 作为暖箱使用

（1）选择控制模式，使用婴儿模式时，应在空气控制模式下对床进行预热，可使用 comfort zone（舒适区）屏幕计算加热中性温度，使用温度/功率按钮选择温度设置。

（2）将患儿日龄、体重等信息输入暖箱，得出患儿所需最佳温度并调整箱温。

（3）将患儿放置在床上，确保患儿皮肤清洁、干燥。把皮肤温度探头连接到探头插座并放在患儿右上腹皮肤上，如果患儿是俯卧姿势，应将探头放在患儿的背部。

（4）患儿周围用布单包裹呈鸟巢状，以增加舒适度及防止皮肤损伤。

（5）在暖箱遮棚上覆盖布单遮光。

（6）通过床侧四角的管线进口盖或后壁通风槽来布置探头线及各种管线、导线。

（7）记录暖箱开始使用的时间及患儿入箱时的体温、设置的箱温。

（8）暖箱使用过程中应密切观察患儿的生命体征，每小时监测患儿体温。观察暖箱使用情况，随时添加灭菌蒸馏水，如有报警及时处理。

3. 作为辐射台使用

选择控制模式，在手动模式下给床体预热。设置处于预热范围之内的功率不会引起 check patient（检查患儿）报警。如果在遮棚开启状态下开机，或者开机后 1 分钟内打开床，并且没有选择控制模式，或输入了一个百分比功率值，则图形屏幕将显示"Warm Up Mode（加热模式）"信息，并且辐射加热器将以 100% 功率自动运行。如果 10 分钟后仍没有选择控制模式，则图形显示区会显示"Preheat Zone（预热区）"信息，辐射加热器将以最大预热水平运行，使用温度/功率按钮选择功率百分比。

4. 使用培育箱监测体重

（1）将旋钮调整到天平图案处，即"scale"，按下旋钮。

（2）调整旋钮到"weigh"，按下按钮，等待片刻。

（3）当出现"liftbaby"及向上行走的"^"时，将患儿平行托起，离开床面。

（4）当出现"replace baby"及向下行走的箭头时，将患儿放到床上，暖箱显示出患儿体重。

（5）体重测量完毕，按"Done/Exit"返回.

【难点及重点】

1. 在将患儿放置暖箱之前，一定要设置制动闸。

2. 患儿入箱前确保各项仪表显示正常，暖箱相对湿度保持在55% ~65%。

3. 根据患儿日龄、体重设定暖箱温度。

4. 每日清洁暖箱，更换水槽中的无菌蒸馏水。

5. 各项治疗、护理尽量在暖箱内集中进行，避免过多搬动刺激患儿，如需将患儿抱出暖箱做治疗护理时，应注意保暖。

6. 密切观察患儿生命体征变化，注意面色、呼吸、心率、体温等。密切观察箱温和使用情况，发现问题及时妥善处理。

【注意事项】

1. 暖箱避免阳光直射，冬季避开热源及冷空气对流处。

2. 使用暖箱时室温不宜过低，以免暖箱大量散热。

3. 使用中注意观察暖箱各仪表显示是否正常，出现报警要及时查找原因并予以处理，必要时切断电源，请专业人员维修。

4. 使用暖箱过程中严格执行操作规程，以保证安全。

5. 使用中应保持暖箱清洁，如有污物及时清除，使用过程中及终末消毒按照消毒常规进行。

6. 使用暖箱时不能使患儿处于无人照顾的状态下。

7. 辐射台会增加不可察觉的患儿水分丢失，使用辐射台时，应采取适当的措施以维持患儿的体液平衡。

8. 不要在遮棚上放置任何物品，以免掉落伤及患儿。

9. 作为闭式暖箱使用时如无特殊原因不得开启遮棚，以保持箱温及湿度。

10. 开启或关闭患儿室门或操作窗时，应确保患儿、衣物、监测导线、管线等完全位于床体范围内，在滑出、旋转、倾斜、升高或降低床体之前和之后，应检查所有与患儿连接的管线或导线。移动床体时可能会拉动管线或导线，可能会造成管线或导线断开、气体或液体流动受限或探头偏离正确位置。

（段颖杰）

三、儿童 Glasgow（改良版）评分

格拉斯哥昏迷评分（Glasgow coma scale，GCS）是 1974 年 Teasdale 和 Jennett 在格拉斯哥首次提出。它应用于各种原因引起的昏迷患者，客观地表达患者的意识状态。为了对小于 4 岁的儿

童的颅脑创伤伤情严重程度进行评估，澳大利亚学者 Simpson、Cockington 于 1982 年开发了儿童昏迷评分（children coma scale, CCS），对 CCS 的语言反应项目进行了相应修改，即改良版的 GCS，是评估患儿昏迷程度的方法，用以判断患儿的意识状态，观察病情进展，估计预后。

【操作步骤】

1. 根据睁眼反应（E，Eye opening）、言语反应（V，Verbal response）、运动反应（M，Motor response）三方面的最佳反应记分相加的总记分来判断意识障碍的程度。

2. 睁眼反应（Eye）：自动睁眼，4 分；语言吩咐睁眼，3 分；疼痛刺激睁眼，2 分；对于刺激不睁眼，1 分。

3. 语言反应（Voice）：微小、声音定位，互动 5 分；哭闹，可安慰，不正确互动 4 分；呻吟，对安慰异常反应 3 分；无法安慰 2 分；无语言反应 1 分。

4. 运动反应（Move）：（≤1 岁）自发运动/（>1 岁）服从命令运动 6 分；对疼痛刺激定位反应 5 分；对疼痛刺激肢体回缩 4 分；对疼痛刺激弯曲反应 3 分；对疼痛刺激伸直反应 2 分；无任何反应 1 分。

5. 记录方式为 E __ V __ M __，字母中间用数字表示。

【难点及重点】

1. 格拉斯哥昏迷评分法最高分为 15 分，表示意识清楚；12 ~ 14 分为轻度意识障碍；9 ~ 11 分为中度意识障碍；8 分以下为昏迷。分数越低则意识障碍越重。

2. 改良的 GCS 评分应记录最好反应/最差反应和左侧/右侧运动评分。

【注意事项】

1. 选评判时的最好反应计分。

2. 需排除影响计分的因素，如肢体骨折则致不能运动；颌面骨折可使患儿不能言语；还应排除意识障碍如使用镇静剂及癫痫持续状态所致的昏迷。

3. 格拉斯哥计分方法只在伤后初期应用，特别适宜于急诊室患儿伤情的评估。

4. 格拉斯哥评分法没有包括瞳孔大小、对光反射、眼球运动及其他脑干反应，也没有生命体征的观察。故临床上除记分之外还要对这些指标做详细记录。

（段颖杰）

四、经鼻持续呼吸道正压通气

经鼻持续呼吸道正压通气（nasal continuous positive airway pressure，NCPAP）是氧疗的主要方法之一。持续气道正压是使有自主呼吸的患儿在呼气相时保持气道正压的技术，目的是防止呼气末肺泡萎陷，增加功能残气量，减少和防止肺内分流，纠正严重的低氧血症。

【操作步骤】

1. 携用物至床旁，手消毒，核对患儿腕带。

2. 使用 NCPAP 前准备

（1）向湿化瓶内加无菌用水至刻度，正确安装湿化瓶，连接 CPAP 管道和鼻塞。

（2）连接电源、氧源、压缩空气。确保气源压力在规范范围。

（3）开启 NCPAP 主机开关，开启压缩空气和氧气开关，监测性能。

3. 使用 NCPAP

（1）遵医嘱调节参数：吸入氧浓度、PEEP 值等。

（2）检查患儿的上气道情况，将鼻塞置于患儿的双侧鼻腔中，鼻塞两端的软管道分别置于患儿两侧颊部，用胶带固定，松紧适宜，避免漏气，定时放松胶带，并拔出鼻塞，观察黏膜和受压皮肤情况。

（3）观察患儿的心率、血氧饱和度、呼吸情况。必要时吸痰或遵医嘱应用镇静剂。

（4）1 小时后做血气分析，遵医嘱调整有关参数，记录。

4. 停用 NCPAP

（1）遵医嘱检查患儿是否符合停用指征。

（2）准备好合适的供氧装置，充分吸痰，妥善处理患儿气道，撤去 NCPAP，将机器调至待机状态。

（3）观察患儿病情，确认病情平稳。

（4）先关湿化器开关和主机开关，再关空气压缩机和氧气开关，最后切断电源。

（5）安置患儿，记录。

5. 终末处理

（1）确认患儿短时间内不再需要使用 NCPAP 后，消毒管路。

（2）分离管路、湿化瓶，倒去湿化瓶内湿化液，将管道和湿化罐送供应室低温消毒。

（3）消毒 NCPAP 机器外表面、电源线、氧源线，清洗过滤网晾干。完毕后，将备用的已消毒 NCPAP 管道和湿化瓶安装好，使 NCPAP 处于备用状态。

【难点及重点】

1. 适用于有自主呼吸的患儿，对呼吸表浅而无有效呼吸者及体重 <1000g 的早产儿不宜应用。

2. 随时监测生命体征、经皮血氧饱和度及动脉血氧分压和二氧化碳分压。

【注意事项】

1. 床旁备简易呼吸器、吸引器等，性能良好。

2. 加强气道管理，保持呼吸道通畅，遵医嘱做血气分析，防止并发症的发生，及时正确处理报警。

3. 加强 NCPAP 的管理：妥善固定好管道，防止牵拉造成鼻塞脱出，长期使用 NCPAP 应每日更换湿化液和湿化瓶，每周更换 NCPAP 管道或按医院感染管理规范执行，及时添加湿化水至所需刻度处，及时清理管道内冷凝水，严格无菌操作。

（段颖杰）

【参考文献】

［1］Mary FH，John MF. 2010 American Heart Association Guidelines for Cardiopulmonary Resuscitation and Emergency Cardiovascular Care ［J］. CIRCULATION，2010，122：S640 – S946.

［2］林轶群，陆国平，凌岚岚. 2010 年儿童心肺复苏及生命支持指南解读［J］. 中国小儿急救医学，2011，18（1）：21 – 23.

［3］崔焱，儿科护理学. 第 4 版［M］. 北京：人民军医出版社，2011.

［4］付安辉，李映良. 格拉斯哥昏迷评分、儿童昏迷评分和婴幼儿神经创伤评分在儿童颅脑创伤中的应用进展［J］. 中华实用儿科临床杂志，2014，29（11）：871 – 873.

［5］徐润，徐桂荣. 现代儿科护理学［M］. 北京：人民军医出版社，2003.

［6］美国心脏协会著、译. 基础生命支持实施人员手册［M］. 浙江大学出版社，2016.

第十二节 中医重症支持技术

一、穴位贴敷

穴位贴敷技术是将药物制成一定剂型，贴敷到人体穴位，通过刺激穴位，激发经气，达到通经活络、清热解毒、活血化瘀、消肿止痛、行气消痞、扶正强身作用的一种操作方法。神阙穴穴位贴敷可预防和治疗胃肠道功能障碍。

【操作步骤】

1. 核对医嘱。

2. 向患者解释操作目的及方法，取得合作。

3. 评估患者药物及敷料过敏史，是否妊娠，敷药部位的皮肤情况。

4. 洗手，戴口罩。

5. 准备并检查用物（治疗盘，遵医嘱选择贴敷药物，棉签，无菌敷料或纱布，胶布，0.9% 生理盐水棉球；必要时备屏风、毛毯）的有效期，推治疗车至患者床旁，再次核对医嘱。

6. 协助患者取适宜的体位，充分暴露患处，必要时屏风遮挡。

7. 更换敷料，以 0.9% 生理盐水棉球擦洗皮肤上的药渍，观察神阙穴周围的皮肤情况。

8. 用棉签将药物贴敷于神阙穴穴位上，用无菌敷料或纱布覆盖，用胶布做好固定。为避免药物受热溢出而污染衣物，可加敷料或棉垫覆盖。

9. 询问患者有无不适感。

10. 再次核对。

11. 告知患者操作已完毕，清洁局部皮肤，整理床单位，收拾用物。

12. 洗手，记录。

【难点及重点】

1. 药物每 24 小时更换一次。

2. 应用棉签将药物均匀涂抹于神阙穴，敷料大小适宜。

【注意事项】

1. 孕妇的腹部不宜贴敷，以免局部刺激引起流产。

2. 出现皮肤微红为正常现象。若出现皮肤瘙痒、丘疹、水疱等，应暂停使用，报告医师，配合处理。

3. 若出现敷料松动或脱落，应立即告知护士。

4. 对于残留在皮肤上的药物不宜采用肥皂或刺激性清洁剂擦洗。

5. 可用藿香正气胶囊溶解于温水、生姜水、75% 乙醇、甘油、香油、植物油、食醋、蜂蜜等介质调和药物。

（石福霞　樊艳美）

二、经穴推拿

经穴推拿技术是以按法、点法、推法、叩击法等手法作用于经络腧穴，具有推动经气运行、调节脏腑功能的一种操作方法。通过循经取穴，进行穴位按摩，促进血液循环，预防压疮的发生。

【操作步骤】

1. 核对医嘱。

2. 向患者解释操作目的及方法，取得合作。

3. 评估患者是否妊娠或月经期，局部皮肤情况及患者疼痛的耐受程度。

4. 洗手，戴口罩。

5. 准备并检查用物（治疗巾、滑石粉）的有效期，推治疗车至患者床旁，再次核对医嘱。

6. 协助患者取合适体位，必要时协助松开衣服，注意保暖。

7. 遵医嘱确定腧穴部位和适宜的按摩手法及强度，采用手指同身寸法取穴。

8. 按摩力度以患者感到酸胀为宜。

9. 观察患者反应，询问有无不适感。

10. 再次核对。

11. 告知患者操作已完毕，整理床单位，收拾用物。

12. 洗手，记录。

【难点及重点】

1. 一般在饭后 1～2 小时进行，每个穴位按摩 1～2 分钟。

2. 局部涂撒滑石粉，减少摩擦。

3. 遵医嘱取穴，可取足三里、三阴交、合谷等穴。

4. 取穴方法采用手指同身寸法，是指以患者本人体表的某些部位折定分寸，作为量取穴位的长度单位。

【注意事项】

1. 各种出血性疾病，皮肤破损及瘢痕等部位禁止按摩，妇女月经期或妊娠期禁止按摩。

2. 操作过程中注意为患者保暖及保护隐私。

3. 操作前应修剪指甲，以免损伤患者皮肤。

4. 操作时用力要均匀、柔和、持久，禁用暴力。

5. 进行腰腹部按摩时，嘱患者排空膀胱。

6. 操作过程中观察患者的反应，若有不适，应及时调整手法或停止操作，以防发生意外。

（石福霞　樊艳美）

三、中药涂药

中药涂药是将中药制成水剂、酊剂、油剂、膏剂等剂型，涂抹于患处或涂抹于纱布外敷于患处，达到祛风除湿、解毒消肿、止痒镇痛的一种操作方法。肛周、会阴、两侧腹股沟等处外涂中药预防失禁性皮炎。

【操作步骤】

1. 核对医嘱。

2. 向患者解释操作目的及方法，取得合作。

3. 评估患者药物过敏史、局部皮肤情况。

4. 洗手，戴口罩。

5. 准备并检查用物（遵医嘱选择外涂药物、棉签、一次性手套）的有效期，推治疗车至患者床旁，再次核对医嘱。

6. 协助患者取合理体位，暴露局部皮肤，必要时屏风遮挡。

7. 清洁肛周皮肤，将中药用棉签蘸取均匀涂于局部皮肤，涂抹面积大于皮肤潮湿部分 1~2cm，厚度以 2~3mm 为宜。涂药薄厚均匀。

8. 对于二便失禁者，每次排便后清洗擦干，局部皮肤涂抹中药；没有失禁者，每 12 小时清洁会阴部及肛周，涂抹中药。

9. 涂药过程中随时询问患者有无不适。

10. 再次核对。

11. 告知患者操作已完毕，整理床单位，收拾用物。

12. 洗手，记录。

【难点及重点】

涂药后会出现皮肤及床单位着色情况，应做好解释，必要时使用一次性中单。

【注意事项】

1. 局部皮肤感染、破溃、过敏，妊娠者禁用。

2. 观察局部及全身的情况，如出现丘疹、瘙痒、水疱或局部肿胀等过敏现象，停止用药并报告医生，配合处理。

（石福霞　樊艳美）

四、艾灸技术

艾灸是采用点燃的艾条悬于选定的穴位或病痛部位之上，通过温热及药物作用刺激穴位或病痛部位，达到温经散寒、扶阳固脱、消瘀散结、防治疾病的一种操作方法。艾灸腹部穴位缓解呼吸机相关性腹胀。

【操作步骤】

1. 核对医嘱。

2. 向患者解释操作目的及方法，取得合作。

3. 评估患者是否妊娠，有无出血病史或出血倾向，艾绒过敏或哮喘史，对热、气味的耐受程度，施灸部位皮肤情况。

4. 洗手，戴口罩。

5. 准备并检查用物（艾条、治疗盘、打火机、弯盘、小口瓶、纱布、计时器，必要时备浴巾、屏风）的有效期，推治疗车至患者床旁，再次核对医嘱。

6. 协助患者取合理体位。

7. 遵照医嘱确定施灸部位，充分暴露施灸部位，注意保护隐私及保暖。

8. 点燃艾条，遵医嘱选择施灸方法，进行施灸。

9. 及时将艾灰弹入弯盘，防止灼伤皮肤。

10. 施灸结束，立即将艾条插入小口瓶，熄灭艾火。

11. 观察患者皮肤情况，如有艾灰，用纱布清洁。

12. 再次核对。

13. 告知患者操作已完毕，整理床单位，收拾用物。酌情开窗通风，注意保暖，避免对流风。

14. 洗手，记录。

【难点及重点】

1. 遵医嘱确定施灸部位即施灸方法，常用方法包括以下三种。

（1）温和灸：将点燃的艾条对准施灸部位，距离皮肤约 2～3cm，使患者局部有温热感为宜，每处灸 10～15 分钟，至皮肤红晕为度。

（2）雀啄灸：将点燃的艾条对准施灸部位约 2～3cm，一上一下进行施灸，如此反复，一般每穴灸 5～10 分钟，至皮肤红晕为度。

（3）回旋灸：将点燃的艾条悬于施灸部位上方约 2cm，反复旋转移动范围约 3cm，每处灸 10～15 分钟，至皮肤红晕为度。

2. 遵医嘱选择穴位，如关元、气海、神阙等穴。

【注意事项】

1. 不宜施灸的部位：颜面部，大血管处，孕妇腹部和腰骶部，皮肤感染、溃疡、瘢痕处；空腹或餐后一小时左右不宜施灸，有出血倾向及哮喘病史者不宜施灸。

2. 一般情况下，施灸顺序为自上而下，先头身，后四肢。

3. 注意观察皮肤情况，对糖尿病、肢体麻木及感觉迟钝的患者，尤应注意防止烧伤。如局部出现小水疱，无须处理，自行吸收；水泡较大，可用无菌注射器抽吸泡液，用无菌纱布覆盖。

4. 操作过程中询问患者情况，如有不适，立即停止操作，报告医师，配合处理。

5. 操作过程注意防火。

（石福霞　樊艳美）

五、耳穴贴压

耳穴贴压法是采用王不留行籽、莱菔籽等丸状物刺激耳廓上的穴位或反应点，通过其疏通经络，调整脏腑气血功能，促进机体的阴阳平衡，达到防治疾病、改善症状的一种操作方法。重症患者可通过耳穴贴压改善便秘、失眠、胃肠功能紊乱等症状。

【操作步骤】

1. 核对医嘱。

2. 向患者解释操作目的及方法，取得合作。

3. 评估患者对疼痛的耐受情况，有无胶布、药物过敏，耳部皮肤情况。

4. 洗手，戴口罩。

5. 准备并检查用物（治疗盘、王不留行籽或莱菔籽等丸状物、胶布、75%酒精、棉签、探棒、止血钳或镊子、弯盘、污物碗，必要时可备耳穴模型）的有效期，推治疗车至患者床旁，再次核对医嘱。

6. 协助患者取合理体位。

7. 遵照医嘱选择穴位，探查耳穴敏感点，确定贴压部位。

8. 用棉签蘸取75%酒精，自上而下、由内到外、从前到后消毒耳部皮肤。

9. 选用质硬而光滑的王不留行籽或莱菔籽等丸状物黏附在0.7cm×0.7cm大小的胶布中央，用止血钳或镊子夹住，贴敷于选好耳穴的部位上，并给予适当按压（揉），使患者有热、麻、胀、痛等感觉，即"得气"。

10. 观察局部皮肤，询问有无不适感。

11. 再次核对。

12. 告知患者操作已完毕，整理床单位，收拾用物。

13. 洗手，记录。

【难点及重点】

遵医嘱选择穴位。

（1）便秘：大肠、小肠、便秘点等穴。

（2）胃肠功能紊乱：脾、胃、三焦等穴。

（3）失眠：神门、交感、脑等穴。

【注意事项】

1. 耳廓局部有炎症、冻疮或表面皮肤有溃破者和有习惯性流产史的孕妇不宜进行耳穴贴压。

2. 严重贫血、过度疲劳、精神高度紧张者慎用或暂不用耳穴贴压。

3. 耳穴贴压每次选择一侧耳穴，双侧耳穴轮流使用。每次可留置 3 ~ 7 天。

4. 观察患者耳部皮肤情况。留置期间应防止胶布脱落或污染；对普通胶布过敏者改用脱敏胶布。

5. 患者侧卧位耳部感觉不适时，护士可将胶布放松一下或移动位置即可。

6. 操作过程中询问患者情况，如有不适，立即停止操作，报告医师，配合处理。

（石福霞　樊艳美）

六、刮痧技术

刮痧技术是在中医经络腧穴理论指导下，应用边缘钝滑的器具，如牛角类、砭石类等刮板或匙，蘸上刮痧油、水或润滑剂等介质，在体表一定部位反复刮动，使局部出现瘀斑，通过其疏通腠理，驱邪外出，疏通经络，通调营卫，和谐脏腑功能，达到防治疾病的一种操作方法。本法适用于高热患者。

【操作步骤】

1. 核对医嘱。

2. 向患者解释操作目的及方法，取得合作。

3. 评估患者有无出血性疾病，是否妊娠或月经期，体质及其对疼痛的耐受程度，刮痧部位皮肤情况。

4. 洗手，戴口罩。

5. 准备并检查用物（治疗盘，刮痧板，刮痧油，75% 乙醇或生理盐水，棉球或热毛巾，必要时备浴巾、屏风）的有效期，推治疗车至患者床旁，再次核对医嘱。

6. 协助患者取合理体位，暴露刮痧部位，注意保护隐私及保暖。

7. 用刮痧板蘸取适量刮痧油涂抹于刮痧部位。

8. 单手握板，将刮痧板放置掌心，用拇指、示指和中指夹住刮痧板，无名指和小指紧贴刮痧板边角，从三个角度固定刮痧板。刮痧时利用指力和腕力调整刮痧板角度，使刮痧板与皮肤之间夹角约为45°，以肘关节为轴心，前臂做有规律的移动。

9. 刮痧顺序一般为先头面后手足，先腰背后胸腹，先上肢后下肢，先内侧后外侧，逐步按顺序刮痧。

10. 刮痧时用力要均匀，由轻到重，以患者能承受为度。一般刮至皮肤出现潮红、紫色等颜色变化，出现粟粒状、丘疹样斑点或条索状斑块等形态变化，并伴有局部热感或轻微疼痛。对一些不易出痧或出痧较小的患者，不可强求出痧。

11. 观察病情及局部皮肤颜色变化，询问患者有无不适，调节手法力度。

12. 每个部位刮 20~30 次，局部刮痧 5~10 分钟。

13. 再次核对。

14. 告知患者操作已完毕，清洁局部皮肤，整理床单位，收拾用物。

15. 洗手，记录。

【难点及重点】

1. 高热患者刮痧部位可选择大椎穴及两侧膀胱经。

2. 做好解释工作，告知患者和家属刮痧后患者皮肤会出现痧痕，与患者及家属做好沟通，必要时签署知情同意书。

【注意事项】

1. 操作前护士应了解病情，特别注意下列疾病者不宜进行刮痧，如严重心血管疾病、肝肾功能不全、出血倾向疾病、感染性疾病、皮肤疖肿包块、抽搐等。

2. 空腹及饱食后不宜刮痧。

3. 孕妇的腹部、腰骶部不宜进行刮痧。

4. 刮痧时注意室内保暖，冬季应避免感受风寒；夏季避免风扇、空调直吹刮痧部位。

5. 刮痧过程中若出现头晕、目眩、心慌、出冷汗、面色苍白、恶心欲吐，甚至神昏扑倒等晕刮现象，应立即停止刮痧，取平卧位，立刻通知医生，配合处理。

（石福霞　樊艳美）

七、药枕

药枕是采用气味芳香、引经开窍、走窜通络为主的药物饮片研粗末制成枕头，作用于头部后侧的穴位，再通过经络传导，起到疏通经络、调和气血、活血化瘀、清利头目、定眩止痛作用的一种操作方法。重症患者可使用药枕镇静安神。

【操作步骤】

1. 核对医嘱。

2. 向患者解释操作目的及方法，取得合作。

3. 评估患者药物过敏史、意识状态。

4. 洗手，戴口罩。

5. 准备并检查用物（遵医嘱制成的药枕）的有效期，推治疗车至患者床旁，再次核对医嘱。

6. 将药枕垫于患者头下。

7. 再次核对。

8. 告知患者操作已完毕，整理床单位，收拾用物。

9. 洗手，记录。

【难点及重点】

1. 药枕制作方法：将药物洗净晾干后装进布袋，制作成枕芯。

2. 常用药物：夜交藤、合欢花、枣仁、柏子仁等。

【注意事项】

1. 如果使用质地较硬的药物作为枕芯，注意要将其研为粗末后再装入枕头，枕巾最好使用纯棉枕巾。

2. 药物过敏者和孕妇慎用。

（石福霞　樊艳美）

八、中药雾化技术

中药雾化吸入是指经雾化装置的中药药液变成微小雾粒或雾滴，悬浮于吸入气中，随吸气进入呼吸道的一种操作方法。本法祛痰、止喘、湿化气道。

【操作步骤】

1. 核对医嘱。

2. 向患者解释操作目的及方法，取得合作。告知患者操作过程中会有刺激性气味。

3. 评估患者药物过敏史、呼吸形态。

4. 洗手，戴口罩。

5. 准备并检查用物（雾化泵、一次性使用雾化装置、治疗盘、药液、弯盘、纱布）的有效期，推治疗车至患者床旁，再次核对医嘱。

6. 协助患者取舒适体位。

7. 遵医嘱选择中药药液，将药液注入雾化器内，打开雾化泵开关，药液呈雾状喷出。

8. 协助患者固定雾化装置（将口含嘴放入患者口中或给患者戴上面罩）。嘱患者用嘴深吸气，用鼻呼气。

9. 观察患者吸入药液后的反应，如有不适，立即停止雾化，告知医生，吸入药液时间为 10~15 分钟。

10. 雾化结束，取下雾化装置，关闭雾化泵开关，用纱布擦去患者面部雾珠。

11. 告知患者操作已完毕，协助患者漱口，清洗雾化装置。

12. 整理床单位，收拾用物。

13. 洗手，记录。

【难点及重点】

1. 雾化吸入时，嘱患者用嘴深吸气，用鼻呼气，使药液充分达到支气管和肺内。

2. 操作完毕，协助患者拍背排痰，记录患者痰液颜色、性质和量。

【注意事项】

如为气管插管患者做雾化吸入治疗时，雾化装置安装于呼吸机管路 Y 型管进气端。

（石福霞　孟思璠）

九、五音疗法

五音疗法是根据中医传统的五音理论，运用角、徵、宫、商、羽 5 种不同音调的音乐，达到调节情绪，缓解疼痛，镇静安神作用的一种操作方法。

【操作步骤】

1. 核对医嘱。

2. 向患者解释操作目的及方法，取得合作。

3. 评估患者意识状态、听觉是否正常。

4. 洗手，戴口罩。

5. 准备并检查用物（棉签、音乐播放设备、耳机），推治疗车至患者床旁，再次核对医嘱。

6. 用棉签清洁耳部。

7. 根据患者病位，选择相应时段，播放五音（角、徵、宫、商、羽）相应的音乐，每日两次，每次 20 分钟，音量 35 分贝。

8. 再次核对。

9. 告知患者操作已完毕，整理床单位，收拾用物。

10. 洗手，记录。

【难点及重点】

1. 根据患者病位，选择相应音乐：肝病患者，选择角调音乐；心病患者，选择徵调音乐；脾病患者，选择宫调音乐；肺病患者，选择商调音乐；肾病患者，选择羽调音乐。

2. 根据患者情志，选择相应音乐：怒伤肝，可用角调式音乐补之；喜伤心，可用徵调式音乐补之；思伤脾，可用宫调式音乐补之；忧伤肺，可用商调式音乐补之；恐伤肾，可用羽调式音乐补之。

3. 按天人相应规律实施五音疗法：角调音乐在 19：00 ~ 22：00 实施，徵调音乐在晚上睡前实施，宫调音乐在进餐间或餐后 1 小时内实施，商调音乐在 15：00 ~ 19：00 实施，羽调音乐在 7：00 ~ 11：00 实施。

4. 肝、胆及所属经络的疾病，可选用《草木青青》《绿叶迎风》《一粒下土万担收》等角调式音乐曲目，以调节肝胆的疏泄功能，促进人体气机的升发条畅。

5. 心、小肠及所属经络的疾病，可选用《汉宫秋月》《喜相逢》《百鸟朝凤》等徵调式音乐曲目，以助养心气。

6. 脾、胃及所属经络疾病，可选用《秋湖月夜》《鸟投林》《闲居吟》等宫调式音乐曲目，以调节脾胃的升降功能，促进全身气机的稳定。

7. 肺、大肠及所属经络疾病，可选用《阳关三叠》《黄河大合唱》等商调式音乐曲目，以调节肺的宣降功能。

8. 肾、膀胱及所属经络疾病，可选用《昭君怨》《塞上曲》等羽调式音乐曲目，以助养肾气，促进人体气机的下降。

【注意事项】

1. 根据患者病情，选择相应时段，播放五音（角、徵、宫、商、羽）相应的音乐。

2. 音量 35 分贝，每次 20 分钟。

（石福霞　孟思璠）

十、中药灌肠

中药灌肠技术是将中药药液从肛门灌入直肠或结肠，使药液保留在肠道内，通过肠黏膜的吸收达到清热解毒、软坚散结、活血化瘀等作用的一种操作方法。适用于恶性肠梗阻、胃肠功能障碍、发热等疾病。

【操作步骤】

1. 核对医嘱。

2. 向患者解释操作目的及方法，取得合作。告知患者操作过程中局部会有胀、满、轻微疼痛的感觉。

3. 评估患者排便情况、是否妊娠、药物过敏史、肛周皮肤情况切嘱患者排空二便。

4. 洗手，戴口罩。

5. 准备并检查用物（治疗盘、煎煮好的药液、一次性灌肠袋、水温计、纱布、一次性手套、垫枕、中单、石蜡油、棉签等，必要时备便盆、屏风）的有效期，推治疗车至患者床旁，再次核对医嘱。

6. 关闭门窗，用隔帘或屏风遮挡。协助患者取左侧卧位（必要时根据病情选择右侧卧位），充分暴露肛门，垫中单于臀下，置垫枕以抬高臀部 10cm。

7. 测量药液温度（39~41℃），液面距离肛门不超过 30cm，用石蜡油润滑肛管前端，排液，暴露肛门，插肛管时，可嘱患者张口呼吸以使肛门松弛，便于肛管顺利插入。插入 10~15cm 时缓慢滴入药液（滴入的速度视病情而定），滴注时间为 15~20 分钟。滴入过程中随时观察、询问患者耐受情况，如有不适或便意，及时调节滴入速度，必要时终止滴入。中药灌肠药量不宜超过 200ml。

8. 药液滴完，夹紧并拔除肛管，协助患者擦干肛周皮肤，用纱布轻揉肛门处。

9. 再次核对。

10. 告知患者操作完毕，灌肠液保留 1 小时以上为宜。整理床单位，收拾用物。

11. 洗手，记录灌肠时间、量及灌肠后排便情况。

【难点及重点】

1. 中药灌肠后使患者大便次数增多，失禁性皮炎发生率增加，因此要做好患者的皮肤护理。

2. 准确记录出入量。

【注意事项】

1. 肛门、直肠、结肠术后，大便失禁，孕妇和下消化道出血患者禁用。

2. 慢性痢疾，病变多在直肠和乙状结肠，宜采取左侧卧位，插入深度以 15~20cm 为宜；溃疡性结肠炎病变多在乙状结肠或降结肠，插入深度为 18~25cm；阿米巴痢疾病变多在回盲部，应取右侧卧位。

3. 当患者出现脉搏细速、面色苍白、出冷汗、剧烈腹痛、心慌等，应立即停止灌肠并报告医生。

4. 灌肠液温度应在床旁使用水温计测量。

（石福霞　孟思璠）

十一、中药口腔护理

中药口腔护理是使用煎煮好的中药药液作为漱口液为患者进行口腔护理，以预防口腔溃疡、口腔黏膜充血，防止口臭，降低口腔细菌感染；同时也是呼吸机相关性肺炎的预防措施之一。

【操作步骤】

1. 核对医嘱。

2. 向患者解释操作目的及方法，取得合作。告知患者中药味苦。

3. 评估患者药物过敏史、口腔情况、有无义齿。

4. 洗手、戴口罩。

5. 准备并检查用物（中药药液、口腔护理包、治疗巾、棉签、纱布、石蜡油、手电，必要时备开口器、舌钳）的有效期，推治疗车至患者床旁，再次核对医嘱。

6. 协助患者取舒适体位。铺治疗巾于患者颌下，打开口护包，将弯盘放置于患者口角旁。将患者头偏向一侧，取下义齿。

7. 润湿口唇，再以先上后下，先外后里的顺序擦拭口腔，一侧擦完后擦同侧颊部，同法擦洗另一侧，最后擦拭上颚、舌面、舌下。

8. 协助患者用清水漱口，用纱布擦拭口周，用手电筒查看口腔黏膜完整情况，清点棉球。

9. 再次核对。

10. 告知患者操作已完毕，整理床单位，收拾用物。

11. 洗手，记录。

【难点及重点】

1. 遵医嘱选用合适的中药药液。

2. 中药味苦，应提前告知患者，取得患者理解。

【注意事项】

1. 擦洗时动作要轻，尤其是对凝血功能差的患者，防止碰伤黏膜及牙龈。

2. 昏迷患者禁忌漱口，需使用开口器时，从臼齿处放入，牙关紧闭者，不可用暴力助其张口。

3. 擦洗口腔时需用止血钳夹紧棉球，每次一个，防止棉球遗留在口腔内。

4. 棉球不可过湿，防止药液吸入呼吸道。

（石福霞　孟思璠）

十二、中药冷敷

中药冷敷技术是将中药洗剂、散剂、酊剂冷敷于患处，通过中药透皮吸收后，同时应用低于皮温的物理因子刺激机体，达到降温、止痛、止血、消肿，减轻炎性渗出的一种操作方法。适用于静脉炎的预防及治疗。

【操作步骤】

1. 核对医嘱。

2. 向患者解释操作目的及方法，取得合作。告知患者冷敷时间。

3. 评估患者药物过敏史、局部皮肤情况。

4. 洗手，戴口罩。

5. 准备并检查用物，如治疗盘、中药药液（8～15℃）、敷料、纱布、治疗巾、水温计等的有效期，必要时备中单、屏风，推治疗车至患者床旁，再次核对医嘱。

6. 协助患者取合理体位，暴露冷敷部位。

7. 测试药液温度，用敷料（或其他合适材料）浸取药液，外敷患处，并及时更换，保持患处低温。

8. 观察患者皮肤，询问患者有无不适感，告知患者若皮肤感觉不适，如疼痛、瘙痒等，及时告知护士。冷敷时间为20～30分钟。

9. 清洁皮肤。

10. 再次核对。

11. 告知患者操作已完毕，整理床单位，收拾用物。

12. 洗手，记录湿敷时间、部位。

【难点及重点】

治疗过程中观察局部皮肤反应，如出现水疱、痒痛或破溃等症状时，立即停止治疗，报告医师。冷敷后会出现皮肤及床单位着色情况，应做好解释，必要时使用一次性中单。

【注意事项】

1. 阴寒证及皮肤感觉减退的患者不宜冷敷。

2. 操作过程中观察皮肤变化，特别是创伤靠近关节、皮下脂肪少的患者，注意观察患肢末梢血运，定时询问患者局部感受。如发现皮肤苍白、青紫，应停止冷敷。

3. 注意保暖，必要时遮挡以保护隐私。

（石福霞　孟思璠）

【参考文献】

［1］王国强. 中医医疗技术手册［M］. 北京：国家中医药管理

局，2013.

［2］中华中医药学会．中医护理常规技术操作规程［M］．北京：中国中医药出版社，2006.

［3］彭楚湘．刺法灸法学［M］．北京：中国中医药出版社，2006.

［4］梁传荣．实用中医护理常规与操作技能［M］．北京：军事医学科学出版社，2008.

［5］刘广霞．穴位敷贴疗法［M］．安徽：安徽科学技术出版社，2000.

［6］田静．中医护理学基础［M］．上海：上海科学技术出版社，2010.

［7］王虹，李伟，张素琼．实用中医专科护理常规及操作规程［M］北京：中国医药科技出版社，2012.

［8］张素秋，石福霞．中医护理技术操作实训［M］．北京：人民军医出版社，2011.

［9］曲萌，马晓莉．穴位贴敷治疗便秘的临床研究进展［J］．医学研究与教育，2013，30（2）：76－81.

［10］单南英，冯运华，等．中医护理常规技术操作规程［M］．北京：中国中医药出版社，2006：192－193.

［11］崔屹．穴位推拿预防一期压疮的临床观察［J］．中国实用护理杂志，2006，22（6B）：46－47.

［12］石福霞．护理措施规范化在压疮高危人群中的应用研究［J］．中华护理管理杂志，2015，15（3）：192－193.

［13］中华中医药学会．中医护理常规技术操作规程［M］．北京：中国中医药出版社，2006.

［14］张翠娣．临床常用中西医护理技术操作教程［M］．北京：清华大学出版社，2011.

［15］郭淑明，贾爱芹．临床护理操作培训手册［M］．北京：人民军医出版社，2012.

［16］张雅丽，何文忠．临床护士实践指导手册［M］．北京：军事医学科学出版社，2014.

［17］石福霞．自制护臀油预防肛周皮肤潮湿所致压疮的效果观察［J］．北京中医药，2011，30（7）：559－560.

［18］张广清. 中医护理技术规范中医护理专业发展丛书［M］. 广州科技出版社，2012.

［19］刘革新. 中医护理学［M］. 北京：人民卫生出版社，2006年.

［20］石学敏. 针灸学［M］. 北京：中国中医药出版社，2006年.

［21］刘明军. 针灸推拿与护理［M］. 北京：人民卫生出版社，2012.

［22］程爵棠. 耳穴疗法治百病［M］. 北京：人民军医出版社，2010.

［23］植兰英，蒙桂清. 耳穴疗法［M］. 广西：广西科学技术出版社，1990.

［24］李志明. 耳穴诊治法［M］. 北京：中医古籍出版社，2005.

［25］陈抗美，高晓兰. 耳穴治百病［M］. 北京：人民军医出版社，1993.

［26］黄建军. 耳针法入门［M］. 北京：人民卫生出版社，2008.

［27］周咏梅，朱早兰，卢小芹等. 中医护理技术在危重症患者胃肠功能障碍治疗中的应用［J］. 全科护理，2013，11（31）：2912–2913.

［28］陈佩仪. 中医护理学基础［M］. 北京：人民卫生出版社，2012.

［29］朱文华. 脑卒中并发肺部感染辅以拔火罐、刮痧的护理体会［J］. 护理实践与研究，2012，9（18）：54.

［30］许焕光. 空调致中暑高热1例［J］. 中国中医急症，2013，22（10）：1800–1801.

［31］王应兰，吴燕霞. 足底按摩加安神药枕对CCU睡眠障碍患者睡眠质量的影响［J］. 齐鲁护理杂志，2012，18（1）：38–39.

［32］刘树. 药枕的作用机理［J］. 新疆中医，2013，31（2）：65–66.

［33］韦云，刘志宏. 护理技术操作规范［M］. 化学工业出版社，2009.

［34］周勇锋，张勇，刘宏伟. 中药雾化吸入法治疗重症胸外伤的临床探讨［J］. 当代医学，2014，20（12）：156–157.

［35］李刘英. 中药雾化吸入疗法治疗慢性阻塞性肺疾病60例［J］. 中国中医药现代远程教育，2012，10（16）：19–20.

［36］姜敏，左明焕，刘传波，等. 中药灌肠治疗恶性肠梗阻106例

临床观察［J］.辽宁中医杂志，2009，36（10）：1729－1730.

　　［37］张翔炜，杨澄，麦舒桃，等.中药灌肠防治 ICU 患者胃肠功能障碍37例［J］.中医杂志，2010，51（4）：339.

　　［38］李平.两种降温方法在急重症高热患者中的应用［J］.齐鲁护理杂志，2006，12（12）：2323－2324.

　　［39］徐英，孙向宇，龚正华.中药口腔护理对重症患者口腔念珠菌感染的影响［J］.护理实践与研究，2015，5：80－81.

　　［40］佘会.自制中药漱口液在 ICU 患者口腔护理中的应用［J］.内蒙古中医药，2014，33（16）：178.

　　［41］张淑新.中药湿热敷在临床护理中的应用［J］.中国中医药现代远程教育，2013，11（3）：122－123.

　　［42］中华中医药学会护理分会.18 项中医护理技术操作流程及评分标准［S］，2016.8.

第四章

卧位与转运技术

第一节　卧位护理技术

一、仰卧位

卧位（lying position）是患者休息和适应医疗护理需要所采取的卧床姿势。卧位与诊断、治疗和护理有密切的关系，正确的卧位对减轻症状、治疗疾病、预防并发症均起到良好的作用。

仰卧位（supine position）又称平卧位，是一种自然的休息姿势，适用于胸部检查。患者仰卧，头下放枕，双臂放于身体两侧，双下肢伸直，自然放置。

【操作步骤】

1. 核对医嘱及患者。

2. 向患者解释操作目的及方法，取得合作。

3. 评估患者肢体运动情况。

4. 妥善固定各类管路。

5. 遵医嘱使患者平躺于病床：①头下垫枕或去枕仰卧位；②将床头及床尾抬高，则为中凹卧位。

6. 双臂自然放于身体两侧。

7. 双下肢伸直，自然放置；也可屈膝则为屈膝仰卧位。

8. 仰卧位时良肢位摆放：枕合适高度的枕头，保证颈部舒适且不能过度屈曲；肩关节下垫棉枕，防止肩胛骨后缩；肘关节和腕关节下垫浴巾或棉枕，保持伸肘位置，使腕关节处于背伸位；手握柔软毛巾卷；下肢伸直，腘窝下放一小枕，使髋、膝关节微屈，脚下放置足托，或足底与床尾之间放一软枕，双脚呈小"八字"样摆放，使足处于中外立位，以防足下垂、足内翻。患侧臀部至大腿外下侧放置楔形枕，防止下肢外旋。

9. 标准曲线仰卧位：患者仰卧于手术床后，根据患者的生理曲线，调节手术床各节段的角度，使患者身体与手术床面贴合，其目的是增大受力面积，减小局部压强。

（1）手术床背板抬高 20°~30°。

（2）整个手术床头低脚高 20°。

（3）腿板降低 15°~20°，臀部处于最低位置；手臂外展不超过 90°，远端关节高于近端关节，有利于上肢肌肉、韧带的放松及静脉血液回流。

（4）以上调节完成后，进行评估：与患者沟通，询问舒适程度，根据患者反馈，微测手术床各节段角度；体位安置护士通过目测和双手触及检查，确定患者身体与手术床面接触良好，以保障患者身体与手术床接触面积的最大化和患者的最佳舒适度。

10. 告知患者操作已完毕，整理床单位。

【难点及重点】

1. 全身麻醉尚未清醒、昏迷、脊髓腔穿刺后的患者适合于去枕仰卧位，并头偏向一侧，可防止误吸。

2. 休克患者适合于中凹卧位，抬高胸部，有利于通气，改善缺氧症状，抬高下肢，有利于血液回流，增加回心血量。

3. 屈膝仰卧位适合于接受腹部检查或做导尿、会阴冲洗等操作的患者。

4. 良肢位摆放是对中风患者早期最基础的治疗，对抑制痉挛模式（上肢屈肌痉挛、下肢伸肌痉挛）、预防肩关节半脱位、早期诱发分离运动等均能起到良好的作用。一般建议 2 小时变换一次患者的体位，当患者能在床上翻身或主动移动时，可适当改变间隔时间。

【注意事项】

1. 中凹卧位一般抬高头胸部 10°~20°，抬高下肢 20°~30°。

2. 采取屈膝仰卧位做检查或操作时，注意保护患者隐私及保暖。

3. 仰卧位时皮肤的受压部位如枕部、肩胛部、骶尾部、足跟部等骨隆突处，需做好压力性损伤风险评估及护理。

（吕玉颖）

二、侧卧位

侧卧位（side lying/lateral position）是一种自然的休息姿势，适用于灌肠、肛门检查、体位引流或配合胃镜检查等。患者侧卧于病床，上肢屈肘，一手放于枕旁，一手放于胸前，下腿伸直，上腿弯曲，此为稳定卧位。也可在患者背部、胸腹部、双腿之间放置软枕作为支撑。

【操作步骤】

1. 核对医嘱及患者。

2. 向患者解释操作目的及方法，取得合作。

3. 评估患者肢体运动情况。

4. 妥善固定各类管路。

5. 按照患者病情、意愿或根据医嘱使患者向左或向右侧卧于病床。

6. 双上肢屈肘，一手放于枕旁，一手放于胸前。

7. 下腿伸直，上腿弯曲；如为肌内注射做体位准备，则下腿弯曲，上腿伸直。

8. 侧卧位良肢位

（1）患侧卧位：下肢稍后伸，屈膝。健侧上肢放在身上或后面枕上，不放于前面，以免躯干向前，引起患侧肩胛骨后缩。健侧下肢保持迈步姿势，放于枕上，膝关节和踝关节略为屈曲，但要避免姿势不对导致肩关节压迫。

（2）健侧卧位：躯干略为前倾，患侧上肢放于胸前枕上，肩关节向前平伸，肘关节伸直，手指伸开。患侧下肢膝关节、髋关节略为弯曲放于枕上，呈迈步状。健侧上肢取患者舒适体位，健侧下肢膝关节略屈曲，髋关节伸直。

9. 根据患者稳定情况酌情在患者背部、胸腹部、双腿之间加用软枕支撑。

10. 告知患者操作已完毕，整理床单位。

【难点及重点】

1. 侧卧位一般为患者自然的休息体位，也适用于灌肠、肛门检查、体位引流或胃镜检查等。

2. 保留灌肠时一般采取左侧卧位，可以使药物停留在结肠位置，达到清洁或治疗的目的。

3. 体位引流一般是做肺部的分泌物引流，根据治疗目的采取适当的侧卧体位。

【注意事项】

侧卧位时受压的皮肤部位如耳廓、肩部、髋部、双膝两侧、足踝两侧等骨隆突处，需做好压力性损伤风险评估及护理。

（吕玉颖）

三、俯卧位

俯卧位（prone position）是一种身体前表面俯于床上，头偏向一侧的姿势，适用于腰背部的检查和手术、缓解腹部疼痛以及俯卧位机械通气。

【操作步骤】

（一）普通俯卧位

1. 核对医嘱及患者。

2. 向患者解释操作目的及方法，取得合作。

3. 评估患者肢体运动情况。

4. 妥善固定各类管路。

5. 使患者俯卧于病床，头偏向一侧。

6. 根据患者稳定情况酌情在患者面部、前胸、髋部之间加用软枕支撑。

7. 告知患者操作已完毕，协助患者恢复舒适卧位，整理床单位。

（二）俯卧位机械通气

1. 核对医嘱及患者。

2. 向患者解释操作目的及方法，取得合作。

3. 评估患者肢体运动情况。

4. 确定翻转方向。

5. 确认气管内导管位置合适、固定恰当，与呼吸机正确连接；确认其他导管（如静脉通路、尿管、引流管等）的位置合适，连接正确；确定有足够的管路长度满足翻转需要。

6. 改变体位前停止鼻饲，关闭鼻饲管，妥善固定并夹闭各种引流，必要时负压吸引出胃内残留物。

7. 遵医嘱给予镇静药物或使用约束带，保证患者安全。

8. 检查固定气管导管位置，调整好呼吸机管路支架位置，吸净气道及口咽部分泌物，必要时可在翻身前提高吸氧浓度。

9. 将患者平移至翻转方向对侧床边。

10. 静脉管路放置在患者头侧，导尿管置于双腿之间，其他引流管放置到翻转方向对侧床边，摘除心电导联。

11. 去枕平卧，翻转方向同侧的上肢放置于患者胸部，对侧上肢置于患者头顶。

12. 至少3位护士，其中2位护士各站患者一侧，负责翻转患者；1位护士站在患者头侧，负责照看气管内导管和呼吸机管路；翻转患者至侧卧位。

13. 将患者放置于胸部的上肢扶至胸侧部，翻转患者至俯卧位，后将置于头顶的上肢放置舒适位置，利用床单将患者置于床的中心。

14. 转动患者头部，偏向一侧。注意调整呼吸机管路位置以适应患者气管内导管方向。每 2 小时更换面部方向 1 次。

15. 使用皮肤保护膜保护受压皮肤，避免眼眶和眼睛与任何衬垫物接触，俯卧时间持续≥4 小时，可影响患者的闪光视觉诱发电位，因此，建议俯卧位时，要注意避免对眼睛的间接压迫，使患者眼部悬空；保持患者颈部不受压迫、屈曲外展或者侧弯，有利于头部静脉回流。

16. 确定呼吸机管路在翻动过程中无扭曲或移动；必要时吸痰。

17. 体位改变后，应及时整理及检查各引流管有无滑脱、扭曲、移位等，妥善固定，保持通畅及有效引流。

18. 由于俯卧位的特殊体位，使颜面部处于较低位置，为减轻颜面水肿，可遵医嘱将床整体适当倾斜为头高位；为保证患者肢体的功能位，将患者上肢置于舒适位置，可使患者双上肢屈曲，手心朝下，自然放于身体两侧，若患者不能交流，注意避免任何可能导致臂丛神经损伤的过伸姿势。在其髋部及膝、踝关节处垫软垫，使足趾腾空。

19. 听诊背部呼吸音；调整呼吸机管路；重新评估呼吸机参数和监测指标。

20. 粘贴心电导联于患者背部。

【难点及重点】

1. 俯卧位机械通气适用于：急性肺损伤（ALI）/急性呼吸窘迫综合征（ARDS）、慢性阻塞性肺疾病急性加重（AECOPD）伴 II 型呼吸衰竭，以常规方式行机械通气未能达到满意疗效。

2. 翻转过程中血氧饱和度下降：可转回原来体位，恢复后可再次翻转。

3. 翻转时患者通气量下降：检查呼吸机管路有无扭曲，气管内导管有无脱出，气道分泌物有无增多，必要时更换呼吸机模式。

4. 血压下降：严密观察，俯卧位一段时间后多可恢复；若血压下降明显或难以恢复，根据情况处理。

5. 根据患者 PaO_2 和耐受程度，遵医嘱给予安排俯卧位持续时间。

6. 并发症主要包括水肿、压力性损伤、结膜出血、气管插管或其他管道脱落等，大都可以预防或逆转。

【注意事项】

以下情况不适合于俯卧位机械通气：颜面或骨盆骨折；腹部体表的烧伤或开放伤；导致脊柱不稳定的疾病（如类风湿关节炎、外伤）；颅内高压；严重的心律失常或血流动力学紊乱；由于对肥胖患者实施俯卧位通气有一定困难，因此肥胖也属于相对禁忌证。

（吕玉颖）

四、半坐卧位

半坐卧位（fowler position）是一种患者仰卧，床头抬起 30°～45°的姿势。适用于头颈部、腹腔、盆腔手术恢复期的患者，也适用于呼吸困难的患者。

【操作步骤】

1. 核对医嘱及患者。

2. 向患者解释操作目的及方法，取得合作。

3. 评估患者肢体运动情况。

4. 妥善固定各类管路。

5. 仰卧，床头支架或靠背架抬高 30°～45°，下肢屈曲。必要时，腘窝部位垫软枕。

6. 告知患者操作已完毕，整理床单位。

【难点及重点】

截瘫患者或下躯部神经损伤患者，不宜使用半坐卧位，在起卧过程中应帮助其抬起上躯部，以减轻骶尾部的剪切力。坐轮椅时，椅面与椅背应呈 90°或 <90°，避免半坐卧位剪力损伤。

【注意事项】

1. 取平卧姿势时，应先放平患者下肢，后放平上半身躯干。

2. 由于剪切力及重力作用，注意做好骶尾部皮肤评估及护理，预防压力性损伤。

（吕玉颖）

五、端坐卧位

端坐卧位（sitting position）是一种端坐于床上的姿势，上身与床面之间角度达到 90°，适用于哮喘发作、呼吸困难、心力衰竭、心包积液的患者。

【操作步骤】

1. 核对医嘱及患者。

2. 向患者解释操作目的及方法，取得合作。

3. 评估患者肢体运动情况。

4. 妥善固定各类管路。

5. 患者坐起，背部垫靠枕或将床头抬高达 90°，患者胸前可放小桌支撑。

6. 坐位良肢位：头部要直立，背部用软枕垫好，保持躯干伸展，双上肢伸展放在床前桌上，高度要适当。臀下垫一软垫，髋关节保持 90°屈曲位，双膝稍屈曲，膝下垫软枕，患侧足底踏一沙袋，使踝关节保持中立位。

7. 根据患者稳定情况酌情在患者背部加用软枕、靠背架等支持物辅助坐姿。

8. 告知患者操作已完毕，整理床单位。

【难点及重点】

防止坠床，必要时加床档，做好背部保暖。

【注意事项】

端坐卧位时皮肤的受压部位为骶尾部及坐骨结节部，注意皮肤评估及护理，预防压力性损伤。

（吕玉颖）

【参考文献】

［1］郭艳红，李秀华．脑卒中专科护理［M］．北京：人民卫生出版社，2016.

［2］张波，桂莉．急危重症护理学［M］．3版．北京：人民卫生出版社，2012.

［3］郑彩娥，李秀云．实用康复护理学［M］．2版．北京：人民卫生出版社，2018.

［4］石凤英．康复护理学［M］．2版．北京：人民卫生出版社，2009.

［5］陈锦秀．康复护理学［M］．北京：人民军医出版社，2016.

［6］陈荣昌．呼吸与危重症医学2016－2017［M］．北京：人民卫生出版社，2017.

［7］何云燕，安中平．早期良姿体位护理对脑卒中患者后期肌痉挛及平衡功能的影响［J］．天津护理，2011，19（6）：313－314.

［8］孟庆莲，赫军．良肢位摆放在早期脑卒中偏瘫患者中的应用［J］．解放军护理杂志，2015，32（3）：36－38.

［9］秦娟，郭秀君．良肢位摆放在脑卒中偏瘫患者早期康复护理中的应用进展［J］．中华护理杂志，2009，44（5）：426.

［10］Erica Messerole，Pam Peine，The Pragmatics of Prone Positioning，American Journal of Respiratory and Critical Care Medicine，2002，165：1359－1363.

［11］Mentzelopoulos，S. D，Roussos C. Prone position reduces lung stress and strain in severe acute respiratory distress syndrome，Eur Respir J 2005，25：534－544.

［12］宋蕾，付艳美，脱淼等．俯卧位通气患者压力性损伤预防新进展［J］．中国实用护理杂志，2018，34（15）：1197－1200.

［13］周润奭，隆云，李尊柱，等．改良俯卧位通气方式对ICU患者压力性损伤的影响［J］．中国实用护理杂志，2018，34（25）：1974－1978.

六、约束带使用

美国 JCAHO 组织将约束定义为任何妨碍患者移动、活动或肢体活动的物理的或药物的方式。约束带（restraint）是一种保护患者安全的装置，用于有自伤或坠床危险的躁动患者；也用于治疗需要固定身体某一部位时限制其身体及肢体的活动。

【操作步骤】

1. 核对医嘱及患者。

2. 评估患者的意识状态、病情、生命体征及肢体活动度（是否存在意外损伤可能），有无皮肤摩擦破损、血液循环障碍等情况。若患者兴奋躁动，有伤害自己或他人的行为或可能，或阻碍治疗和护理的实施的行为或可能，应及时进行约束。

3. 与医生共同协商、评价患者需保护性约束的必要性，请医生开具医嘱。在 2016 年出版的《护理敏感质量指标实用手册（2016 版）》中，已经将住院患者身体约束率纳入到护理敏感指标中。书中也明确指出，通过对住院患者身体约束率的监测，医院或部门能够及时获得约束具使用率、约束具使用导致的不良事件和约束具使用的关联信息。2007 年美国急症约束循证指南指出：身体约束的使用一定要在对患者生理、心理、医疗设备及环境充分评估后进行。

4. 向患者及家属解释约束带使用的目的意义、使用方法和注意事项，尽量取得患者和家属的配合。

5. 签署保护性约束知情同意书。

6. 根据评估情况，选择约束方式（约束部位、约束带种类、约束带数量）。

（1）上肢约束：将肢体约束带轻柔环绕于患者手腕部，松紧以可容纳 1~2 指为宜。将约束带上的固定绳带在环绕手腕部分的外围交叉系一活扣，然后将绳带系于两侧床档靠下部位，使患者不能自行触摸到绳结并解开。绳带活扣与床档系结之间的长度，以可预留出上肢安全活动范围为宜。必要时，双侧上肢可放托垫物品，以保持上肢处于功能位。适用于躁动、防止管路脱出的患者。

（2）下肢约束：将肢体约束带轻柔环绕于患者足踝部，松紧以可容纳 1~2 为宜。将约束带上的固定绳带在环绕足踝部分的外围交叉系一活扣，然后将绳带系于两侧床档或床尾。绳带活扣与床档系结之间的长度，以可预留出下肢安全活动范围为宜。足底部与床尾之间加垫支撑物品，保持足部处于直立稍外展的功能位，防止足下垂。适用于躁动、下肢术后、下肢有引流管路的患者。

（3）全身约束：可使用肢体型约束带分别固定上肢、下肢，也可使用专门的衣裤型约束带、平面躯体约束带固定患者身体，保证患者全身处于约束状态，以保证治疗护理需求。适用于躁动、妨碍治疗、有自杀倾向的患者。

（4）手套式约束：用手套戴于患者手部，再将腕部系带系成松紧可容纳 1 指的活扣，分别固定于两侧床档。适用于防止患者抓伤皮肤。

7. 给予约束后，评估约束效果，并记录。

【难点及重点】

1. 严格掌握约束带的适应证，综合评估患者的实际情况，选择合适的约束方式、约束装置和数目，对患者进行有效的约束，对烦躁的高危人群合理使用镇静剂，缓解其紧张、恐惧的心理，对降低意外事件的发生有帮助。杜绝因约束引起的各种并发症。

2. 约束并发症主要有：皮肤损伤、皮下瘀斑、关节损伤、约束肢体末梢水肿以及患者心理、情绪问题。

（1）皮肤损伤、皮下瘀斑：约束松紧适宜，约束装置与皮肤接触面应为摩擦力小、透气的材质。每 2 小时评估约束部位皮肤，必要时间断停止约束。

（2）关节损伤：保持约束肢体关节的功能位，每 2 小时评估关节功能情况，必要时间断暂停约束，给予功能锻炼。

（3）肢体末梢水肿：约束松紧适宜，必要时抬高约束肢体末端。每 2 小时评估肢体末梢血运情况，必要时给予间断暂停约束。

（4）护理人员应了解患者心理需求，细致耐心地向患者解释病情，讲解精神因素在治疗过程中的重要性，抚平患者的不良情绪，引导患者以乐观的精神面对疾病，积极地配合治疗，早日恢复身体健康。

【注意事项】

1. 每 2 小时及交接班时必须评估约束部位皮肤情况、血运情况、肢体功能。

2. 当患者已无约束必要时，及时停止约束，避免约束过度。

（吕玉颖）

【参考文献】

［1］殷磊．护理学基础［M］．3 版．北京：人民卫生出版社，2005：141 - 143.

［2］么莉，简伟研，冯志仙，等．护理敏感质量指标实用手册［M］．人民卫生出版社，2016.

［3］张波，桂莉．急危重症护理学［M］．3 版．北京：人民卫生出版社，2012.

［4］夏春红，李峥．身体约束在老年患者护理中使用的研究进展［J］．护理研究 2007，211（8A）：1990 - 1992.

［5］Stiebeling M，Schor J，M orris J，et a1. Morbidity of physical restraints among institutionalized elderly［J］. Journal of the American Geriatric Society，1990，38：45A.

［6］Burton L. C.，German P. S.，Rovner B. W.，et a1. Risks of restraints in head injury［J］. Archives of Physical Medicine and Rehabilitation，1988，69：65.

［7］郭宏晶，张岚．国外患者安全屏障系统研究进展及对我国的启示［J］．护理管理杂志，2010，5（5）：340 - 341.

［8］Martin B，Mathisen L. Use of physical restraints in adult critical care：a bicultural study［J］. American Journal of Critical Care，2005，14（2）：133 - 142.

[9] 朱胜春，金钰梅，徐志红，等.ICU 患者身体约束使用特征及护理现状分析.中华护理杂志，2009，44（12）：1116-1118.

[10] Park M，Tang JH. Changing the practice of physical restraint use in acute care［J］. J Gero-ntol Nurs，2007，33（2）：9-16.

第二节　转运技术

一、安全转运技术

重症患者转运（transport of critically ill patients）是重症监护病房（ICU）的重要工作内容之一，可以协助患者寻求或完成更好的诊疗措施，从而改善患者的预后。

【操作步骤】

1. 明确转运目的，转运前医生将转运的必要性和潜在风险告知患者家属，获取知情同意及签字。

2. 评估患者病情，有无控制活动性出血等情况，保持血流动力学稳定，针对性处理原发疾病，如创伤患者使用颈托、颅内高压降压处理、躁动患者给予有效镇静。

3. 准备维持转运过程和应对突发状况的药物、转运专用的设备及必要的后备设备，包括转运呼吸机、转运监护仪、氧气筒、简易呼吸器、外出抢救箱、急救药品箱、注射泵、电动吸痰装备等。

4. 确认各转运设备在工作状态，转运呼吸机正常运行，氧气储备足够全程所需并富余 30 分钟以上，准备转运呼吸机替代用简易呼吸器。

5. 机械通气的患者确认气管导管深度，并妥善固定，确保气道通畅，连接转运呼吸机前需试运行替代参数并观察通气及氧合情况。

6. 连接转运监护仪各参数，保证检查过程中生命体征的持续监护。转运监护仪电池储备足够全程所需并富余 30 分钟以上。

7. 固定其余各种引流管路、输液管路等，确保导管通畅、妥善固定。

8. 带有气管插管患者吸净口鼻内分泌物，并评估患者痰液的颜色、性质、量，必要时携带便携式吸痰装置。

9. 如患者持续进行胃肠内营养，应回抽胃内容物，并暂停肠内营养。

10. 转运过程中密切监测病情变化，安慰患者。

11. 转运中将患者稳妥固定。转运时应患者头部在后，入电梯时应头部向内。在患者头侧的转运人员负责观察患者的意识状态、呼吸等指征。注意患者的头、手、脚等不要伸出轮椅或推车外，避免推车速度过快、转弯过急，以防意外伤害。

12. 与相关科室交接病情，包括患者病史、重要体征、实验室检查、治疗经过、转运中有意义的临床事件。交接患者护理情况，包括皮肤、管路、动静脉置管情况、药物等。

13. 再次核对患者，准确记录。

【难点及重点】

1. 转运的并发症可能有死亡、心跳骤停、低氧（SpO_2 下降 > 19% 超过 10 分钟）、低血压（血压下降 > 20mmHg 超过 10 分钟）、人工气道移位、脱出等，需要人工通气或再次插管、出血（失血量 > 250ml）、心律失常，伴有血流动力学改变或需要紧急治疗、监测用动/静脉导管脱出、胸腔引流管/导尿管/外科引流管等导管移位、神经系统变化（颅内高压、神经系统定位体征、颅内出血）等。

2. 转运前应明确转运的目的和必要性，评估转运的风险、获益。据患者的病情特征及临床实践等情况，从患者的生命体征、意识状态、呼吸支持、循环支持、主要临床问题及转运时间六方面进行评估，确定转运所需配备的人员和装备，以实现资源优化、安全转运。

3. 准备足够的设备和药物是确保转运安全的关键，根据患者病情、转运目的以及预期时间确定必备的设备，并根据患者病情选择转运所需设备。

4. 可以根据病情选择合适的气道管理和通气设备，推荐的设备包括鼻导管、鼻/口咽通气道、便携式吸引器及吸引管、加压面罩、简易呼吸器、喉镜、各种型号的气管插管、开口器、管芯、牙垫、舌钳、插管钳、环甲膜穿刺针、氧气瓶及匹配减压阀、流量表、扳手、便携式呼吸机、听诊器、胶布、血氧饱和度监测仪、气胸穿刺包、润滑剂等。气道管理选配设备包括：环甲膜切开包、各种型号储氧面罩、多功能转运呼吸机、呼气末 CO_2 监测仪、球囊外接可调 PEEP 阀、呼吸机螺旋接头、呼吸过滤器、温湿交换器、胸腔闭式引流设备、便携式血气分析仪。

5. 循环管理推荐设备包括：心电监护仪、血压计、除颤仪及导电糊、各种型号注射器、留置针、止血带、输液器、输血器、微量泵、输液泵、三通、皮肤消毒液、无菌敷料。可以根据病情选择的循环管理选配设备包括：动脉穿刺针、中心静脉导管包、压力延长管、压力传感器、加压输液器、经皮心脏起搏器。

6. 其他设备包括：体温计、血糖仪、胃肠减压装置、鼻饲管、约束带、手电筒及电池、通讯联络设备、止血钳、创伤手术剪、外科敷料、脊柱稳定装置。

7. 危重患者转运前和转运后均可参考如下 ABCDEF 法。

A（airways）：检查通气设备是否完善，是否有故障，连接是否正常，气管导管是否位置恰当，是否有氧源。

B（breath）：双肺听诊，确认 SpO_2 和 $ETCO_2$ 的情况。

C（circulation）：确认心电监护和血压值，妥善安置动静脉管道。

D（disconnect）：将气源和电源接头从移动或固定接口断开，转换至固定或移动接口。

E（eyes）：确认转运人员可以看到监护仪显示情况。

F（fulcrum）：确认有无应急预案。

【注意事项】

1. 根据转运目的、预计时间等确定转运过程所需的设备、药物等。

2. 重症患者的转运应由至少两位接受过专业训练的医生和护士完成，病情不稳定时，应由具备气道管理能力、掌握高级生命支持、熟悉危重病治疗等技术的医师指挥。必要时可配备一名专职负责医疗仪器、设备维护的工程师。

3. 转运前应确保转运设备正常运行，转运医生熟练操作，且能够维持转运的过程和突发状况。

4. 配备转运设备的尺寸、重力、电池的维持时间与转运车匹配并能正常运转，且在光线差及颠簸时均能使用。

5. 注意防护、减轻患者心理和精神上的损害。转运人员应主动自我介绍，对于清醒患者，应对转运过程加以必要的说明，以减轻患者的紧张、焦虑情绪。转运过程中将患者妥善覆盖，注意保护患者隐私。

6. 转运过程中需确定患者管路固定良好，避免管路滑脱，保持管路通畅。注意观察引流液的颜色、性质和量。

7. 转运过程中要确保静脉输液通畅，以便抢救时用药。

8. 保持呼吸道通畅，呕吐时头偏向一侧，防止窒息和误吸，及时清除气道内分泌物。

9. 转运前后应进行完善交接。

10. 传染性疾病重症患者转运过程中还必须遵守传染性疾病的相关法规及原则。

（胡美华　袁　翠）

二、脊髓损伤患者的搬运

脊柱创伤可导致患者瘫痪，因此在处理脊椎创伤时，不可随便将伤者转动尤其是处理颈椎骨损伤时，应先徒手固定伤者的头部及颈部，然后做必要检查，最后需使用仪器制动伤者的颈部、身体和肢体后，才可将伤者移动。

【操作步骤】

1. 核对患者，评估患者的生命体征、痛觉、温度觉、肢体运动情况，明确患者颈脊髓损伤的情况。

2. 对呼吸困难和昏迷者，保持呼吸道通畅。

3. 洗手，准备用物：颈托、脊柱板、头部固定器、担架或平车、软垫等。

4. 颈脊髓损伤患者搬运前应使用颈托或头部固定器固定头颈和肩部。

5. 将患者的双下肢伸直，双上肢平放于身体两侧，身体保持直线正中位。

6. 搬运时，至少要有三人同时将伤者水平托起，轻轻放在床上或担架上，整个过程动作要协调统一、轻柔稳妥，保证患者躯体平起平落，防止躯干扭转。

7. 颈脊髓损伤的患者，在损伤部位固定良好的情况下可以使用过床易搬运，搬运过程中注意防止躯干扭曲。两侧均需用双手固定患者头、颈、肩、臀部，使身体保持一条直线。

8. 固定患者的躯体两侧，以防搬运途中因颠簸而导致肢体摆动，从而加重脊髓的损伤。

9. 如使用担架或平车，则将患者与担架或平车固定在一起，保证担架歪斜或翻转时伤者也能保持平躺姿势。

10. 搬运中严禁随意强行搬动患者头部。

11. 转运过程中注意观察患者生命体征的变化，特别是注意观察呼吸，保证静脉管道的通畅。

12. 洗手，记录。

【难点及重点】

1. 使用徒手制动法时，应先考虑所做动作的目的，如欲把患者转动时，应尽量使手臂或手肘找到支点；反之，在移动伤病者时，则切勿固定手肘。

2. 转动伤病者时，需使患者的头部、颈部及身体保持在正中成一直线的位置。

【注意事项】

1. 在搬运患者前首先应评估患者的病情、损伤情况等。

2. 搬运前必须明确行动目的、行动计划，由头侧人员发布命令。

3. 套上硬颈套并不能完全制动，因此，在运送伤病者时，仍需格外小心。

4. 使用长脊椎板前，需先套上头/颈部固定器的头垫，以便粘贴头部固定枕。

（胡美华）

三、过床易的应用技术

医用过床易是将患者从手术台、推车、病床、CT 台进行换床或移位的最佳工具，可使患者平稳、安全地过床，并减轻其被搬运时所产生的痛苦。它既能避免在搬运患者过程中造成不必要的损伤，又提高了护理质量，解决了因此而造成的纠纷及风险，极大地降低了护理工作人员的劳动强度。

【操作步骤】

1. 核对患者，评估病情。

2. 洗手，向患者解释转移目的，嘱患者放松，双手放在胸前，若病情允许暂时给予平卧位，撤掉枕头。

3. 妥善固定患者的管路、气管导管等，预留出足够的长度。

4. 把平车的高度升降到和病床一样的高度（之间落差不能超过 15cm），推车紧靠病床，在两侧各站一人，将床及平车的车轮锁定。

5. 病床一侧的人两手分别扶持患者的肩部和臀部，轻轻将患者侧搬超过 30°左右，另一侧的人将过床易滑入患者身体下方 1/3 或 1/4 处，患者双手交叉于胸腹。

6. 病床一侧的人托住患者肩部和臀部用力慢慢往下推，另一侧的人也要托住患者的肩部和臀部，防止滑得太快，发生意外。

7. 当患者完全过床到推车上时，推车一侧的人员要侧搬患者，另一人将过床易取出。

8. 给患者舒适体位，垫枕头，盖被，抬起床档，并询问患者有无不适主诉，实现安全、平稳、省力地过床。

【难点及重点】

1. 通过过床易与过床易外套之间的摩擦滑动而使过床易外套循环滚动，从而使躺在过床易上的患者轻松转移到另外一张床上（或其他设备）。

2. 可以用湿布清洗，尽量不要用硬刷在灰色材质上使用，外罩可以用60°以下的水清洗、消毒。

3. 过床易为两段式构造，中间可折叠，可以任意改变角度，但顺滑程度会受一定影响。

4. 颈脊髓损伤的患者，在损伤部位固定良好的情况下可以使用过床易搬运，搬运过程中注意保持肢体轴线水平，防止躯干扭曲。两侧均需用双手固定患者头、颈、肩和臀部，使身体保持一条直线。

5. 过床易的尺寸为长170cm、宽50cm、厚2cm，在超重、体型高大和过于消瘦成人或儿童使用时，放入的深度要适当调整，以免影响滑动的效果。

【注意事项】

1. 护理人员要熟练掌握操作过床易的使用方法，才能发挥过床易的功效。床和推车之间不能有缝隙，其距离不能超过15cm。

2. 过床时要把推车的四轮锁住，以免过床时推车移位。操作时不能用太大力向前或向上提中单，以免发生意外。

3. 过床前应妥善固定各类导管及引流管，必要时夹闭，避免滑动过程中牵拉造成导管脱出、移位等不良事件。转运完毕后，要及时打开夹闭的导管，引流袋或引流瓶放置于合适的位置，并一一检查核对。

4. 操作时动作宜轻柔、匀速，避免拉拽和用力过大等操作，减少剪切力与摩擦力，以免发生意外及皮肤损伤。

5. 若为不能平卧的患者过床搬运，使用过床易时，要尽量保持符合病情要求的体位，以保证患者的安全。

（胡美华　徐　晓）

四、脊髓损伤保护用具的规范使用

脊髓损伤（spinal cord injury，SCI）是指外力直接或间接作用于脊柱脊髓，引起脊髓功能性和器质性损害，是脊柱骨折的严重并发症。此类患者和可疑有脊柱损伤的患者在搬运过程和体位变化过程中极易发生二次损伤，尤以高位颈脊髓损伤为重。护理用具的合理规范化使用可以避免二次损伤、减少并发症，保证患者安全，提高护理服务质量。

本节主要介绍翻身易、颈托、颈椎枕的使用操作规范。

【操作步骤】

（一）翻身易的使用

1. 准备 0.8m×1.5 m 的清洁、柔软、完好无破损的纯棉布或浴巾作为翻身易。

2. 核对患者。评估患者的生命体征、意识状态、配合程度及损伤部位。

3. 向患者解释操作目的及方法，取得合作。

4. 将翻身易平铺于患者病床的中上部，上缘平肩部，下缘平臀部。

5. 两名护士分别站在患者左右两侧，握住翻身易的近身端（靠近患者身体的部位），同时均匀用力将患者平移至病床右（左）侧。

6. 患者右（左）侧的护士双手提拉翻身易上下边缘，另一名护士一手扶住患者肩部，另一手扶住髋部。

7. 两名护士同时用力协助患者轴向翻身（指患者头、颈、胸、腰、髋部保持同一水平线）至左（右）侧卧位。

8. 颈椎损伤和颈椎术后的患者翻身时，需增加一名护士负责保护患者的头颈部，翻身时随躯干的纵轴翻至侧卧位。

9. 头下垫高度适宜的枕垫，上肢及双膝下垫软枕，保持自然生理弯曲位，保持舒适，避免骨突部位受压。

10. 询问患者感受，再次评估生命体征，感觉运动平面，严密观察病情变化。

视频 4-2-1　脊髓损伤患者翻身易的使用

（二）颈托的佩戴

1. 评估患者的生命体征、意识状态、配合程度、损伤部位、伤口情况及颈托尺寸。

2. 向患者解释操作目的及方法，取得合作。

3. 两名护士站于病床两侧，嘱患者穿贴身衣服一件。

4. 增加一名护士站于床前方，扶住患者头颈部，将患者平移至一侧床旁（平移方法见"翻身易的使用"）。

5. 利用翻身易协助患者轴向翻身至侧卧位（翻身方法见"翻身易的使用"）。

6. 为患者佩戴颈托后片。

7. 一名护士仍站在床头负责托住、保护患者头颈部，另两名护士协助患者轴向翻身为平卧位。

8. 为患者佩戴颈托前片，颈托前片边缘压住后片，系好尼龙搭扣。

9. 检查颈托松紧度，以能插入一指为宜。

10. 协助患者床旁静坐 15 分钟后离床站立。

11. 向患者讲解注意事项（佩戴颈托期间不宜双肩同时负重，且应以直立行走为主，避免强行扭转头颈部；避免跌倒、摔伤；佩戴时间应遵医嘱）。

12. 颈托的摘除：患者平卧，取下颈托前片，协助患者轴向翻身至侧卧位，取下后片，协助患者平卧。

（三）颈椎枕

1. 制作颈椎枕及枕垫。颈椎枕：将一个医用消毒大棉垫打开后对折 2 次，折成小方垫再卷成筒状，胶布固定。规格：高度以压缩后略低于一拳的高度为宜，长为 38 ~ 40cm，宽为 13 ~ 15cm。两侧枕垫：两包食盐叠放，以大棉垫包好，并用胶带固定，做成长方形的枕垫。规格：高为 10 ~ 12cm，长为 20 ~ 23cm，宽为 15 ~ 17cm。

2. 评估患者的生命体征、意识状态、配合程度、损伤部位及伤口情况。

3. 向患者解释操作目的及方法，取得合作。

4. 患者保持去枕平卧位，将颈椎枕置于颈后部颈椎前屈处。

5. 将两侧外露的颈椎枕向上掀起，将枕垫一左一右置于患者头部两侧，制动。

【难点及重点】

1. 操作人员应为具备执业资格证且经过专业培训、考核合格的护士。

2. 翻身易与患者躯体接触面积大，承力均匀，减少患者身体与床单位直接接触摩擦，同时可保持患者脊柱平直，避免出现过屈、过伸、侧屈、旋转等。

3. 脊髓损伤患者翻身时，需要两到三名医护人员配合以脊柱为轴翻转。

4. 颈脊髓损伤患者未行手术固定时，翻身时必须佩戴颈托，头颈部要有专人保护。

5. 颈脊髓损伤病情不稳定，未行内固定手术前，遵医嘱持续佩戴颈托时，可在颈托内垫薄厚适中的棉垫，在患者颈后和枕后与颈托后片上下缘接触的部位采取皮肤保护敷料预防性使用，平卧时可去掉前片，侧卧时需整体戴好，依据病情遵医嘱 1 ~ 2 小时翻身，观察颈托佩戴部的皮肤情况，避免发生医疗器械相关的皮肤压力性损伤。

6. 脊柱损伤患者会出现脊髓休克，体位的变动易引起血压降低，心率减慢，翻身过程中严密观察病情变化。

7. 如脊柱损伤为多节段，或手术部位涉及颈、胸、腰等应遵医嘱选择头颈胸支具、胸腰支具等，起到对脊柱的保护和固定作用。

【注意事项】

1. 护士使用翻身易时应注意节力：护士应握住翻身易近身端（靠近患者身体的部位）来节省体力。

2. 如患者的喉结较大，可在颈托前片喉结处给予皮肤保护敷料使用，以防发生医疗器械相关的皮肤压力性损伤。

3. 如颈椎枕破损、污染，应及时进行更换。

4. 颈后路手术可视术后伤口敷料厚度酌情减少颈椎枕高度，既保障对患者伤口起到压迫止血，也保障患者的舒适度。

5. 颈托的选择应由专业支具配制人员进行测量并选定尺寸。后片上缘应靠近枕骨，下缘应靠近双肩。前片边缘压于后片之上，下颏可以完全放入颈托前片的下凹槽内，下颌宽度可以较合适的贴合前片弧度，左右两侧下颌与前片弧度相差小于1cm。

6. 无论使用何种医疗设备器具和支具固定器等均应重视受压皮肤的保护，避免发生发生医疗器械相关的皮肤压力性损伤。

（徐　晓　张艳雯）

【参考文献】

［1］Warren J，Fromm RE，Orr RA，et al. Guidelines for the inter - and intrahospital transport of critically ill patients［J］. Crit Care Med，2004，32（1）：256 - 262.

［2］Bérubéa M，Bernarda F，Mariona H，et al. Impact of a preventive programme on the occurrence of incidents during the transport of critically ill patients［J］. Intensive and Critical Care Nursing，2013（29）：9 - 19.

［3］中华医学会重症医学分会. 中国重症患者转运指南（2010）（草案）［J］. 中国危重病急救医学，2010，22（6）：328 - 330.

［4］Ahidjo KA，Olayinka SA，Ayokunle O，et al. Prehospital transport of patients with spinal cord injury in Nigeria［J］. The Journal of Spinal Cord Medicine，2011，34（3）：308 - 311.

［5］邵咏新，高小雁. 脊柱患者使用过床易搬移的效果观察［J］.

中国误诊学杂志，2010，10（11）：2545.

[6] 杨海彬，李明玉. 临床过床易的应用体会 [J]. 中国误诊学杂志，2011，10（20）：4875.

[7] 高小雁. 骨科临床护理思维与实践 [M]. 北京：人民卫生出版社，2012.

[8] 高小雁. 骨科护理必备 [M]. 北京：人民卫生出版社，2012.

[9] 邵咏新，高小雁. 齿突骨折的护理体会 [J]. 护士进修杂志，2012，27（5）：431－432.

[10] 中华医学会麻醉学分会，围术期患者转运专家共识（2014）http：//guide. medlive. cn/

[11] 急诊危重症患者院内转运共识专家组. 急诊危重症患者院内转运共识 [J]. 中华急诊医学杂志，[J] 2017，26（5）：512－516.

第五章

辅助诊疗技术

第一节 医护配合技术

一、腰穿配合

腰椎穿刺是神经科临床常用的检查方法之一，是将中空的穿刺针从成人的第3、4腰椎间隙或第4、5腰椎间隙导入蛛网膜下腔，以达到诊断和治疗目的的一项无菌技术。

【操作步骤】

1. 核对患者，评估病情及合作程度。

2. 向患者和家属解释操作目的及方法，取得合作。

3. 洗手，戴口罩。

4. 准备用物：一次性腰穿包、无菌手套、麻药、测压管、化验收集瓶。

5. 协助患者侧卧位，屈颈抱膝，尽量使腰椎成弓形后突，使椎间隙增宽。

6. 暴露腰部，定位并做好标记。

7. 戴无菌手套，铺巾消毒，局麻后穿刺。

8. 协助医生连接测压管测压。

9. 根据实际需要留取适量脑脊液送检，插入针芯，拔出穿刺针，无菌纱布覆盖固定。

10. 整理床单位，给予去枕平卧 4 ~ 6 小时。

11. 整理用物，洗手，记录脑脊液压力、颜色和性状。

【难点及重点】

1. 腰穿前护士要充分评估患者病情，对躁动、不能配合者协助医生给予镇静剂；对气管切开、气管插管患者充分清理呼吸道；对疑有高颅压者及时通知医生，防止脑疝发生。

2. 穿刺中患者取侧卧位，背齐床沿与床板垂直，低头双手抱膝，腰部尽量后突，脊柱靠近床沿。护理人员要提醒患者勿动，协助维持姿势。

3. 腰穿后，对清醒患者，护士要鼓励其多饮水，防止低颅压性头痛；对有意识障碍的患者，应密切观察意识障碍程度和瞳孔的变化。

【注意事项】

1. 严格无菌操作，选择穿刺点时注意一定要位于椎间隙与脊柱正中线的"十"字交点上，偏离该点将导致腰椎穿刺失败、反复腰椎穿刺。

2. 穿刺过程中密切观察患者的生命体征、神志、面色、出汗和疼痛等情况。告知患者穿刺时尽量不咳嗽，如穿刺期间咳嗽尽可能提前告知医生。穿刺中有异常及时与医生沟通。

3. 当颅内压力超过 20cmH$_2$O 时或滴速超过 50 滴/分时，提示颅内压增高。此时放液不能太快，防止椎管内压力降低引起脑疝。

4. 术后要观察穿刺点有无出血，保持局部干燥，以防感染。

（张　维）

二、胸腔穿刺配合技术

胸腔穿刺术是自胸腔内抽取胸腔积液或积气的有创性操作，也是治疗胸腔积液、脓胸、做胸膜活检及胸腔用药等常用的诊疗技术，还是医护配合才能完成的工作。

【操作步骤】

1. 核对患者，评估病情，术前做好 B 超定位。

2. 向患者和家属解释操作目的及方法，取得合作。

3. 准备用物：一次性胸穿包、无菌手套、麻药、注射器、抢救设备及药品。

4. 协助患者摆放并保持适宜体位。

5. 戴无菌手套，铺巾消毒，局部逐层浸润麻醉。

6. 根据 B 超定位选择穿刺部位，穿刺成功后协助医生抽取胸水。

7. 拔出穿刺针，用无菌纱布覆盖固定穿刺点。

8. 整理用物，洗手，记录胸水颜色、性状，送检化验。

【难点及重点】

1. 胸腔积液者穿刺定位常取肩胛骨下角第 7～8 肋间或腋前线第 5 肋间；气胸者取锁骨中线第 2 肋间或腋前线第 4～5 肋间隙进针。穿刺前护士先要协助医生检查穿刺针是否通畅，连接装置是否严密，有无漏气。

2. 配合医生帮助患者调整心态，操作中多询问患者的疼痛反应，并与之多交流，分散其注意力；穿刺过程中要避免患者咳嗽，保证患者适宜的体位，防止体位移动带来的不良后果。如患者出现面色苍白、出汗、恶心、头晕等症状，应立即停止操作，帮助患者卧床休息，保暖，观察血压、脉搏、呼吸、意识的变化。症状轻者休息后即可缓解，如患者有胸闷、气短，可给予氧气吸入。

3. 穿刺后护士要继续观察，防止患者气胸、血胸等并发症的发生。

【注意事项】

1. 胸穿部位的麻醉要充分，防止胸膜休克的发生。

2. 操作中要保持针、胶管和注射器的密闭性，防止空气进入。

3. 穿刺速度要适宜，第一次抽吸不可过多、过快，诊断性穿刺抽液 50～100ml；治疗性穿刺首次不超过 600ml，以后每次少于 1000ml，感染性胸腔积液尽量一次抽尽。

（张　维）

三、胸腔闭式引流的配合

胸腔闭式引流术是将积聚在胸膜腔内的气体或液体引流到体外的方法。其目的是改善胸腔内负压，促进肺复张及胸膜腔闭合，平衡胸腔两侧压力，预防纵隔移位及肺萎陷。

【操作步骤】

1. 核对患者，评估病情，术前做好 B 超定位。

2. 向患者和家属解释操作目的及方法，取得合作。

3. 准备用物：一次性胸穿包、无菌手套、麻药、导管、密闭式引流装置、抢救设备及药品。

4. 协助患者摆放斜坡卧位。

5. 戴无菌手套，铺巾消毒，局部麻醉。

6. 根据 B 超定位行胸腔穿刺术，置入引流管后夹毕固定。

7. 协助医生连接水封瓶，打开夹子，观察有无气体溢出，调整引流管位置。

8. 缝合皮肤切口，固定引流管，随时观察水柱波动情况。

9. 无菌纱布覆盖固定穿刺点。整理用物，洗手，记录。

【难点和重点】

1. 护士要指导患者配合体位，避免变动。

2. 穿刺引流定位的选择：排出气体一般选择患侧第 2 肋间锁骨中线外侧；引流液体一般选择患侧第 7、8 肋间腋中线或腋后线；引流脓胸选择在脓腔最低点。

3. 术前，护士配合医生准备好密闭式引流装置，水封瓶内放置生理盐水，水封瓶的长管下端在水平面以下 3～4cm，短管则远离水平面，使瓶内空间与大气相通。

4. 引流瓶要保持密闭性，放置位置应低于胸膜腔出口 60～

70cm，防止液体倒流。

【注意事项】

1. 护士掌握胸腔闭式引流术后护理要点，保持密闭性，更换生理盐水时，双重夹闭引流管，严格无菌操作。

2. 随时观察引流液的量、性状、气体排出情况及水柱波动情况，定时挤压引流管，使之保持通畅，避免引流管打折、受压或脱出。

（张　维）

四、纤维支气管镜配合技术

纤维支气管镜（简称纤支镜）检查目的是为了确定侵犯气管、支气管病变的部位和范围，明确肺部疾病的病理和细胞学诊断，清除阻塞气道的分泌物或气管内异物，也可进行气管支气管内的介入治疗等。它在呼吸系统疾病的诊断、治疗及危重患者的抢救中的应用越来越广泛。因此加强护理配合是不容忽视的环节。

【操作步骤】

1. 核对患者，评估病情，询问病史，完善化验检查，了解病变部位。

2. 向患者说明检查目的，取得患者的配合。

3. 嘱患者术前 3~4 小时禁食、禁水、禁口服药，避免检查中呕吐物的误吸。

4. 准备用物：检查纤支镜及其附件，局部表面麻醉药品，收集标本用品，吸痰管，无菌手套，纱布，无菌巾，注射器，氧气，吸引装置，监护仪，以及必需的急救用品及药品。

5. 洗手、戴口罩、帽子，必要时穿防护服，戴护目镜。

6. 护士站在患者右侧，协助患者取仰卧位，头摆正稍向后仰，肩部略垫高，有义齿者应取下。给予常规吸氧。

7. 术前麻醉用 2% 的利多卡因经口腔或气管插管做局部麻

醉。昏迷患者咳嗽反射显著减弱者纤支镜可直接进入。

8. 戴无菌手套，面部铺洞巾，纤支镜表面涂润滑剂，将负压装置与纤维支气管镜相连接，操作动作轻巧，窥镜进入声门后嘱患者深呼吸，勿紧张。必要时协助医生做气管内麻醉。

9. 配合各项操作，递给活检钳、标本刷、灌洗注射器并及时吸除分泌物。

10. 术毕可以取半卧位，嘱患者休息观察半小时后方可离开检查室。

11. 整理用物，洗手，记录。及时送检标本，严格按要求对纤支镜及其附件进行清洗、消毒、灭菌。

【重点及难点】

1. 术前必须对患者进行有效的评估，了解患者的一般情况、心理状态、此次检查原因，有无检查禁忌证，如：严重心律失常、严重高血压、严重肺功能障碍、哮喘急性发作期、对麻醉药物过敏、凝血功能障碍等。护士有针对性地进行指导，使其保持安静并主动配合检查。

2. 术前应仔细检查器械各部件，软性接管是否光滑，吸引器及吸引管有无堵塞，调节弯曲角度钮是否灵活，活检钳是否锐利、灵活；细胞刷有无折断现象，安上冷光源后视野是否清晰，经检查确认合格后方可使用。

3. 年龄较大且有心脏病或危重患者做纤支镜检查时，应在心电监护下进行。操作前必须做好抢救设施及药物的准备，例如各种心肺复苏药物以及各种止血药物。

4. 操作过程中要充分供氧，纤支镜进入前应确保 $SaO_2 >$ 90%。严密观察患者的生命体征，如有异常，及时汇报。

5. 术后应注意患者呼吸、咳嗽、吞咽等情况，避免用力咳嗽。2~3 小时后方可进食、水，开始以半流食为主。如做了活检，需注意观察有无气胸或活动性出血等，并及时处理；极少数患者做完纤支镜后可能出现继发感染、发热、咳嗽、痰多等情况，可酌情予镇静剂、止血剂、抗生素等，以预防呼吸道和肺部感染。

【注意事项】

1. 连续吸痰时间不宜超过 3 分钟，术中应给予足够的氧气吸入，使血氧指标达到 90% 以上。对于机械通气患者，可在不间断通气的情况下进行纤维支气管镜检查，而且气管插管或气管切开套管的内径应大于纤维支气管镜外径 1.5 ~ 2mm 为宜。

2. 防止灌洗液过冷或过热，灌洗量一次也不宜太多，一般不超过 60ml，吸痰的负压不宜过大，一般不超过 50kPa，吸引某一部位时不宜过久，以免引起出血。一旦出血，立即注入 1∶10 肾上腺素 4 ~ 5ml/次.

（宋长莉　张　维）

五、腹腔穿刺的配合

腹腔穿刺术是借助穿刺针直接从腹前壁刺入腹膜腔的一项诊疗技术，对于腹部疾病的诊断与鉴别诊断具有重要的临床实用价值。

【操作步骤】

1. 核对患者，评估病情。

2. 向患者说明检查目的，取得患者的配合，嘱患者排尿，以防损伤膀胱。

3. 准备用物：腹穿包、无菌手套、麻药、止血钳、注射器、量杯及化验试管。

4. 协助患者半卧位或侧卧位。

5. 戴无菌手套，铺巾消毒，局部麻醉。

6. 左手固定穿刺皮肤，右手持针经麻醉点垂直穿刺入腹壁。

7. 协助医生固定针头，留取化验标本送检，放腹水。

8. 术毕拔出穿刺针，无菌敷料覆盖，观察有无渗血。

9. 整理用物，洗手，记录。

【重点及难点】

1. 穿刺点的选择

（1）脐与耻骨联合上缘连线中点上 1cm，偏左或偏右 1～2cm，此处无重要脏器，穿刺安全。

（2）脐与左髂前上棘连线中、外 1/3 交界处，此处不易损伤腹壁动脉。

（3）脐平面与腋中线或腋前线交点处，此处适应于腹腔内少量积液的诊断性穿刺。

2. 严格掌握腹腔穿刺的指征及禁忌证。

3. 术中应密切观察患者的反应，如有头晕、恶心、心悸、气促、脉搏增快、面色苍白等，应停止操作，并适当处理。

【注意事项】

1. 放腹水速度不宜过多、过快，初次放腹水者一次不要超过 3000ml。

2. 穿刺时用注射针头缓慢进针，如穿刺腹膜有落空感，则进行抽吸；如未抽到液体，需改变体位或改变针头方向，再行抽吸。

（张　维）

六、CT 引导下腹腔引流的配合

腹腔脓肿是腹腔手术的常见并发症，以往常采用脓肿切开引流的方式治疗。随着影像引导技术的发展，目前采用 CT 导引方法进行腹腔脓肿引流的病例越来越多。与手术引流相比，其具有创伤小，失血量小，仅需用局麻，术后恢复快等优点，尤其适用于病程迁延、重危与手术风险大的患者，有效避免了二次手术。

【操作步骤】

1. 核对患者。评估患者病情，完善相关检查。

2. 心理护理：向患者讲解手术的优点和基本过程，帮助患者理解操作过程，消除恐惧心理。

3. 穿刺前 8 小时禁食、禁水。

4. 仪器准备：心电监测仪、吸氧装置、吸引器、CT 设备，以及其他抢救设备。

5. 用品准备：腹穿包、引流管、引流袋、无菌治疗巾、无菌手套、敷料贴膜、无菌注射器、局麻药品及其他抢救药品。

6. 配合医生取合适体位，进行 CT 扫描定位，局部麻醉，根据病灶位置进行穿刺。

7. 穿刺后，协助医生放置引流管，经 CT 扫描确定引流管位置良好。

8. 协助医生缝合固定，记录引流管体内长度，连接引流袋，用贴膜沿导管引出方向固定导管。

【难点及重点】

1. 防范转运风险

（1）安排经验丰富，了解患者病情的医护人员全程监护。

（2）配置便携监护仪密切监测患者生命体征，给予患者适当镇静、镇痛。

（3）对于有气管插管的患者，保证其气道安全，转运呼吸机工作正常。

（4）转运前告知患者家属，医护人员要熟悉转运路线，通知转运电梯，电话通知 CT 室预计到达时间。

2. 严格掌握 CT 引导腹腔穿刺的指征及禁忌证。

3. 穿刺至脓腔壁时，注意嘱患者屏住呼吸，等穿刺至囊腔后告诉患者平静呼吸。告知患者术中不能挪动躯体，如有不适及时告知护士。

4. 术中应密切观察患者的反应，如有头晕、恶心、心悸、气促、脉搏增快、面色苍白等，应停止操作，并给予适当处理。

【注意事项】

1. 置管后护士要严密观察病情，每班交接引流液颜色、性状和气味，有异常及时通知医生。

2. 严密观察患者腹部体征和全身情况，需每小时记录生命体征的变化趋势。

3. 注意保证引流管通畅，避免导管脱出，引流袋悬挂在低于穿刺部位 20～30cm 处。

4. 翻身护理时注意避免牵拉引流管；昏迷、躁动患者适当进行保护性约束，以防抓脱引流管。

5. 每日更换引流袋，严格执行无菌操作。

（张 维）

【参考文献】

[1] 王迎新，梁战华，曹红，等. 腰椎穿刺术的临床技能培训新模式探索 [J]. 中国医药指南，2014，12（12）：372－373.

[2] 李春娥，侯晓磊. 胸腔穿刺的医护配合情况分析 [J]. 基层医学论坛，2014，18（24）：3289－3290.

[3] 张丽芳. 胸腔闭式引流护理 [J]. 中国实用护理杂志，2011，27（z2）：172.

[4] 张兰兰. 纤维支气管镜检查的护理配合 [J]. 中国现代医药杂志，2008，4（10）：129－130.

[5] 王燕华. 纤维支气管镜在 ICU 气道灌洗中的配合与护理 [J]. 护理实践与研究，2010，7（21）：23－24.

[6] 王欣然，杨莘，韩斌如. 急危重症护理手册 [M]. 北京：北京科学技术出版社，2013.

[7] 何玉兰，孙世柏. 发热患者腹腔内脓肿 CT 引导下穿刺引流的护理 [J]. 中国煤炭工业医学杂志，2012，15（4）.

第二节 常用化验标本的留取技术

一、静脉采血技术

静脉采血技术是自静脉抽取静脉血标本的方法，常用的静脉包括四肢浅静脉、颈外静脉、股静脉等。

【操作步骤】

1. 核对医嘱及化验单，明确检验项目、检验目的和注意事项。

2. 根据检验项目选择适当的采血管，检查有效期，采血管外贴上标签。

3. 核对患者，向患者做好解释，以取得合作。

4. 洗手，戴口罩，备齐用物。

5. 协助患者摆好体位，选择穿刺静脉。

6. 再次核对患者及采血管，系止血带。

7. 常规消毒皮肤，待干后，静脉采血针穿刺静脉，穿刺成功后，固定针头，将采血管置入采血针的另一端，观察回血良好。

8. 当采血管内负压耗尽，血流停止（如需多个采血管此时更换采血管），采血完毕，松止血带，取出采血管，迅速拔出采血针，按压穿刺点。

9. 再次核对患者及化验单。

10. 协助患者取舒适卧位，整理用物。

11. 洗手，记录，将血标本及时送检。

【难点及重点】

1. 采集标本的方法、采血量和时间要准确，如做生化试验，应在清晨空腹时采血。

2. 采血时，肘部采血不要拍打患者前臂，结扎止血带的时间以 1 分钟为宜，过长可导致血液成分变化，影响检验结果。

3. 对同时抽取不同种类的血标本，注入容器的先后顺序是：血培养、抗凝试管、干燥试管，动作应迅速准确。

【注意事项】

1. 采集标本均应按医嘱执行，如对检验申请单有疑问，应核实清楚后再执行。

2. 正确使用真空采血管，根据不同的检验项目选择合适的采血管。

3. 多管采血时要固定好持针器及穿刺针，防止位置移动。

4. 选择正确的采集部位，避开输液侧、手术侧及末梢循环差的肢体，同时要避开血肿炎症等皮肤破损处。

5. 患者餐后、服药后、剧烈运动后、长时间空腹，甚至是情绪激动时采血，由于生理因素改变，将影响到检验结果，因此，应在患者安静休息 15 分钟后采血。

6. 采血针后端的乳胶管可以防止滴血，采血时不能取下来，须从采血管胶塞中央垂直进针。

7. 采集完毕后立即将采集管上下轻轻摇动 6 ~ 7 次，使血液和抗凝剂混合，同时要防止血细胞受剧烈震动而被破坏。

8. 标本采集后应及时送检。凝血机制差的患者应适当延长按压时间。

（尹利华）

二、动、静脉导管采血标本

经动、静脉导管采集血标本，可减少穿刺次数，减轻患者的痛苦。

【操作步骤】

1. 核对医嘱及化验单，明确检验项目、检验目的和注意事项。

2. 核对患者。向患者做好解释，以取得合作。

3. 洗手，戴口罩，备齐用物。

4. 协助患者摆好体位，检查留置的动、静脉导管是否固定良好，保持通畅。

5. 再次核对患者的化验单，消毒三通接口。

6. 将第一个注射器与三通连接。

7. 打开三通，用第一个注射器抽吸导管内血液 4 ~ 5ml，因血液混有输注液体，故不可用于做血标本。

8. 取血完毕，关闭三通，将第一个注射器取下，套上针头，放于无菌治疗盘中，将第二个注射器与三通连接。

9. 依化验检查要求，抽吸血标本。

10. 取血完毕，关闭三通，用第一个注射器替换第二个注射器与三通连接，打开三通，将第一个注射器内的血回注体内，以减少血液的过多丢失。

11. 推少许生理盐水或肝素盐水冲洗管中的血液。

12. 再次核对患者及化验单，并在化验单上注明采血时间、呼吸机条件及吸氧方式。

13. 协助患者取舒适卧位，整理用物，洗手，记录，血标本及时送检。

【难点及重点】

1. 回注血液的目的是为了减少患者的血液丢失，但是此步操作无疑增加了感染机会，应权衡利弊，确保无污染情况下再回注。

2. 如果留取的血标本用于血气分析，在标本抽吸的过程中应注意采用隔绝空气技术，如有气泡应及时排除。若血标本有气泡，针头向上竖直即可排除。

【注意事项】

1. 正确使用动、静脉导管采血，严格无菌操作。

2. 留取标本后，要确保有效冲洗导管，防止导管堵塞。

3. 有出血倾向的应慎用肝素。

（尹丽华）

三、血培养标本的留取

血培养是把静脉穿刺获得的血液接种到一个或多个培养瓶或培养管中，用来发现、识别细菌或其他可培养分离的微生物（如大肠埃希菌、念珠菌属、真菌属等）。这些微生物存在于血液中形成菌血症或真菌菌血症，在患者的血液中检测出微生物对感染性疾病的诊断、治疗和预后有重要的临床意义。

【操作步骤】

1. 核对医嘱及化验单，明确检验项目、检验目的和注意事项。

2. 核对患者，向患者做好解释，以取得合作。

3. 洗手，戴口罩，备齐用物。

4. 先将血培养瓶盖打开，消毒瓶口。

5. 以无菌技术采集静脉血。

6. 再次核对。

7. 如用注射器采血，则更换无菌针头后方可将血液注入血培养瓶。

8. 核对化验单，在化验单上标明抽血时间、部位及体温，及时送检。

9. 洗手，整理用物，记录。

【难点及重点】

1. 留取血培养的指标。对入院的危重患者未进行系统性抗生素治疗前，应及时进行血液培养，患者出现以下体征时可作为采集血培养的重要指标：①发热（≥38℃或≤36℃）；②寒战；③白细胞增多（>10×10⁹/L，特别有"核左移"，即未成熟的或带状的白细胞增多）；④粒细胞减少（成熟的多核白细胞<1×10⁹/L）；⑤血小板减少；⑥皮肤黏膜出血；⑦昏迷；⑧多器官功能不全。

2. 血培养的数量和时间

（1）怀疑菌血症应尽早采血，体温上升阶段采血可提高阳性率，但要防止因等待而延误时机。对已用抗菌药物而又不能停药者，可在下次用药前采血；每例至少采血两次，间隔 0.5~1 小时，以利于提高阳性率和区分感染菌与皮肤污染菌。

（2）对间歇性菌血症，用于培养的血液应在估计寒战和体温高峰到来之前采集。采集血培养应该在使用抗生素之前进行。

（3）对不明病原的发热，如隐性脓肿、伤寒热和波浪热，发热开始采集 2 或 3 份血培养，24~36 小时后，估计温度升高之前（通常在下午），立即采集 2 份以上血培养。

（4）感染性心内膜炎，对急性心内膜炎患者 1 小时（2 小时）采集 3 份血培养，如果所有结果 24 小时后阴性，再采集 3 份血培养标本，入院前 2 周内接受抗生素治疗的患者，连续 3 天采集血培养，每天 2 份。

【注意事项】

1. 标本容器必须无菌或是清洁容器。

2. 在抗菌药物使用前，选择最佳时间采集标本。

3. 获取标本时须严格无菌操作，为防止血培养被皮肤寄生菌污染，需使用消毒剂（碘酒或酒精）对皮肤进行严格、仔细地消毒处理，最大限度地降低皮肤污染，在采集过程中血培养污染一定要降低到最低程度。

4. 用作培养的血液均不应该在静脉或动脉导管内抽取，除非静脉穿刺无法得到血液或用来评价与导管感染相关的指标。如果抽取了导管血，也应同时在其他部位穿刺获取非导管内静脉血液进行培养。

5. 将采集的血液注入血培养基前，应更换或消毒针头；血培养瓶应在避光室温中保存，不必置冰箱保存。

6. 24 小时内可在不同部位采血 3 次。

7. 标本采集后应尽快送检验科。

（尹利华）

四、人工气道患者痰培养的留取

对于行人工气道的患者留取痰培养能作为疾病诊断及治疗的参考，使临床医生排除某些致病菌，并在致病菌确定后，根据痰培养药敏的结果合理选择抗生素，还可以评价经验性使用抗生素的疗效。

【操作步骤】

1. 核对医嘱及化验单，明确检验项目、检验目的及注意事项。

2. 核对患者，并向患者耐心解释，以取得合作。

3. 洗手，戴口罩，备齐用物。

4. 同人工气道吸痰技术（评估，给予纯氧，检查负压）。

5. 打开无菌集痰器。

6. 以惯用手托住无菌集痰器，吸痰管保持无菌。

7. 以另一手取负压吸引管，接上无菌集痰器抽痰管端，不带负压。

8. 将吸痰管插入人工气道，打开负压，抽取适量痰液入集痰瓶中。

9. 关闭负压，取出吸痰管。

10. 观察患者的生命体征。

11. 将无菌集痰器上的吸痰管连同盖子取下。

12. 将集痰器底部的盖子取下，盖严瓶盖。

13. 若仍有痰液，则另取吸痰管按照吸痰技术吸痰。

14. 核对无误后，标明标本留取时间，及时送检。

15. 收拾用物，洗手，记录。

【难点及重点】

标本采集符合无菌要求，及时送检，痰标本不能及时送检者，可暂存4℃冰箱。室温下延搁数小时，定植于口咽部的非致病菌呈过度生长，而肺炎球菌、葡萄球菌和流感杆菌检出率则明显下降。

【注意事项】

1. 集痰器为无菌包装，痰液采集过程中注意绝对无菌操作。

2. 操作过程基本同吸痰技术，保证充分给氧，气道内停留时间＜15s，确保患者安全。

3. 若痰液黏稠不易吸出，可向气道内注射无菌生理盐水2～3ml，注射时避免用力过猛，禁用含抗生素的盐水。

4. 操作过程中，严密观察患者的病情和生命体征。

（尹利华）

五、静脉导管穿刺点及管头培养标本的留取

中心静脉导管尖端细菌定植是引起导管相关性血流感染的重要因素，为明确细菌类型，临床上宜采取静脉导管穿刺点及管头

培养标本的留取。

【操作步骤】

1. 核对医嘱及化验单，明确检验项目、检验目的和注意事项。

2. 核对患者，向患者做好解释，以取得合作。

3. 洗手，戴口罩，备齐用物。

4. 协助患者取合适体位，使导管穿刺点位置低于心脏水平。

5. 用无菌生理盐水擦洗病灶表面后，用棉拭子采集穿刺点深部的脓液和分泌物，置运送培养基内送检。

6. 对未溃破的脓肿用碘伏消毒皮肤后，以无菌注射器抽取脓液送检，也可切开排脓时用无菌棉拭子采样。

7. 戴无菌手套，用碘伏消毒局部皮肤，一手持镊子夹住固定置管的缝线，一手用刀片将缝线切断，再次消毒局部皮肤，左手用无菌纱布覆盖穿刺部位，右手稍用力向外缓慢拔出锁骨下静脉置管，拔管后局部压迫 5~10 分钟，检查导管尖端是否完整。

8. 再次核对检验单和培养瓶。

9. 用灭菌剪刀剪取尖端和皮下部分，分别置于培养瓶内，注明留取时间。

10. 观察拔管处渗血情况，穿刺点用无菌纱布覆盖并贴上胶布观察 24 小时。

11. 再次核对。

12. 协助患者取舒适卧位，整理床单位。

13. 观察穿刺及拔管部位有无肿胀、渗血，询问患者感觉，告知注意事项。

14. 处理用物，洗手，记录。

【难点及重点】

在鉴定静脉导管为菌血症来源时，应同时做血液培养和血管内导管尖端培养，或抽取软组织感染处新鲜脓性标本培养，只有同次血液标本培养和导管尖端培养结果是同种细菌才能解释该导管是患者菌血症的源头。

【注意事项】

1. 坚持无菌原则。

2. 用无菌手去移动导管，剪取尖端末段 5cm，直接置入无菌试管中。

3. 立即送到细菌室，为防止干燥，常规培养不超过 15 分钟，4℃保存不超过 2 小时。

（尹利华）

六、尿标本的留取

尿液的组成和性质不仅与泌尿系统疾病直接相关，而且还受机体各系统功能状态的影响，反映了机体的代谢状况。临床上常采集尿标本做物理、化学、细菌学等检查，以了解病情、协助诊断和观察疗效。

【操作步骤】

1. 核对医嘱，打印检验标本贴，选择适当标本试管，贴于试管上。

2. 核对患者信息，做好解释工作，进行操作前评估。

3. 洗手，戴口罩，准备用物。

4. 携用物至患者床旁，再次核对患者信息。

5. 收集尿标本

（1）尿常规标本

①对能自理的患者，给予标本试管，嘱其将晨起第一次尿留于试管内，将标本试管留取即可；

②对行动不便的患者，协助其在床上使用便器，收集尿液于标本试管中；

③对有留置导尿管的患者，于尿袋下方引流处打开收集尿液。

（2）尿培养标本

①中段尿留取法：屏风遮挡，协助患者取适宜卧位，放好便

器；按导尿术清洁消毒外阴，留取中段尿 5～10ml；快速盖紧容器，清洁外阴，协助患者穿好裤子，整理床单位，清理用物。

②导尿管留取法：对留置导尿管者，可用碘伏消毒尿道口处的导尿管壁，用注射器斜穿管壁抽取尿液，不可打开导尿管和引流管连接处收集标本。

（3）12 小时或 24 小时尿标本

①遵医嘱按规定的时间留取尿标本于集尿瓶内；

②留取 12 小时尿标本，嘱患者于当日 19：00 排空膀胱后开始留取尿液至次日 7：00 留取最后一次尿液；若留取 24 小时尿标本，嘱患者于 7：00 排空膀胱后开始留取尿液，至次日 7：00 留取最后一次尿液；

③留取最后一次尿液后，将集尿瓶内 12 小时或 24 小时的全部尿液测总量，记录于检验单上；

④充分混匀，从中取适量放于标本试管中用于检验，余尿弃去。

6. 再次核对患者信息。

7. 标本及时送检，用物按消毒隔离原则处理。

8. 洗手，记录。

【难点及重点】

1. 12 或 24 小时尿标本用于各种尿生化检查和尿浓缩结核杆菌等的检查。留取 12 或 24 小时尿标本时，集尿瓶应放在阴凉处，根据检验项目要求在瓶内加防腐剂。防腐剂应在患者留取尿液后加入，不可将便纸等物混入。

2. 根据细菌计数，可判断是否为尿路感染，若细菌计数大于 $10^5/ml$ 则为感染，若细菌计数小于 $10^5/ml$ 多为体外污染，介于二者之间则为可疑；对于免疫功能相当低下者，细菌计数小于或等于 $10^5/ml$，亦考虑为污染，应结合病情分析。

【注意事项】

1. 女患者月经期不宜留取尿标本。

2. 会阴部分泌物过多时，应先清洁或冲洗后再收集尿标本。

3. 做早孕诊断试验应留取晨尿。

4. 留取尿培养标本时，应严格执行无菌操作原则，防止标本被污染，影响到检验结果。

5. 根据检验目的准备适当容器

（1）常规标本：一次性尿常规标本容器。

（2）尿培养标本：无菌试管。

（3）12 或 24 小时尿标本：清洁带盖的集尿瓶（容量为 3000～5000ml）。

（尹利华）

【参考文献】

[1] 赵庆华. 危重症临床护理实用手册［M］. 北京：人民卫生出版社，2014.

[2] 温贤秀，肖静蓉. 实用临床护理操作规范［M］. 成都：西南交通大学出版社，2011.

[3] 臧萍，田红霞，陈志霞，等. 临床护理常规与操作规范［M］. 石家庄：河北科学技术出版社，2013.

[4] 孙树印，许红霞，王桂芝，等. 临床护理技术操作规范［M］. 上海：第二军医大学出版社，2015.

[5] 刘丽娜，常淑梅，陈平，等. 实用护理学［M］. 天津：天津科学技术出版社，2014.

[6] 周春美，张连辉. 基础护理学［M］. 北京：人民卫生出版社，2001.